JN084837

脳卒中看護

実践知ノート

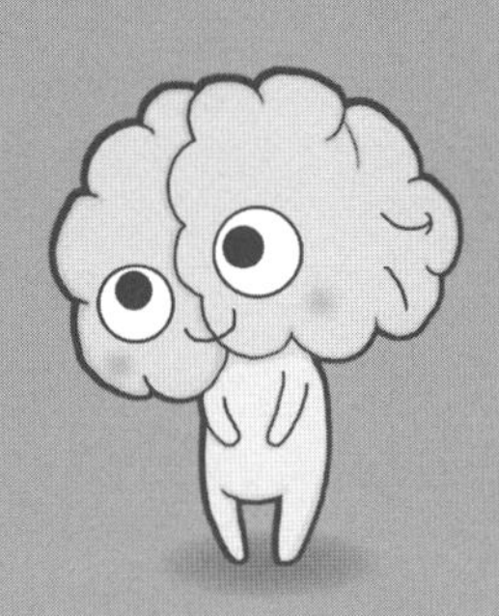

はじめに

臨床では新人や中堅，ベテラン看護師を問わず「脳の病気はよく分からないから苦手，怖さがある」「脳外科患者は離床してはいけないのではないか」など，脳看護についてネガティブなイメージを持っている看護師が多いのではないでしょうか。

私も新人の頃はそう思っていました。しかし，日々，脳看護に携わり，さまざまな患者からたくさんのことを学ぶうちに，いまだ解明されていないことも多いとされる脳の不思議な魅力に引き込まれ，いつの間にか脳看護が大好きになっていました。脳への苦手意識がある看護師も，まずは脳に興味を持つことから始めてみてください。

本書は，脳の複雑な機能や病態について，ムリなくムダなく学習できるように，６つのSTEPに分かれています。「見て分かる！」「読んで深める！」に重点を置き，患者を看るうえで，まずは押さえておきたいポイントをSTEPごとに集約しています。

さらに，WEB教材として，STEPごとの理解度をチェックするための「確認テスト」と，脳神経症状の理解が深まる「アニメーション教材」をご用意しました。学ぶ側だけでなく，教える側の視点として，「こんなところも見ているよ」という点も盛り込んでいるので，新人から中堅，ベテランまで役立てることができる内容となっています。

皆さんも経験があるかもしれませんが，参考書を読んだ直後やセミナーを受講した時など，学習直後は“理解したつもり”になると思います。しかし，人の記憶力はあいまいなもので，実際には時間経過と共に振り出しに戻ることも多いのではないでしょうか。学びを「確かな知識」とするためには，さまざまな切り口から「学ぶ」「実践する」「振り返る」「指導する」ことが必要です。ぜひ本書を活用して繰り返し学ぶことで，「確かな知識」を身につけてください。

本書は，北海道の広い大地で大好きな脳看護に日々，熱く向き合う脳卒中リハビリテーション看護認定看護師３人が想いを込めた１冊となっています。本書を手に取っていただき，皆さんが楽しく学び，臨床で役立てていただけることを心から願っています。

最後になりますが，刊行にあたってご尽力いただきました皆様に深く感謝いたします。

2020年４月

社会福祉法人函館厚生院 函館五稜郭病院
脳卒中リハビリテーション看護認定看護師　山田拓也

CONTENTS

体験型学習教材（WEBに連動）

https://www.nissoken.com/1900/index.html

STEP1 脳卒中の病態

STEP2 よくある症状

STEP3 画像と脳血管

STEP4 その他の疾患

STEP5
脳卒中患者の離床戦略

STEP6
脳卒中患者の急変

本書の使い方

本書は「脳神経領域に勤務して，１年目を乗り切る」「脳外病棟ではないけれど，脳外の患者さんの受け入れにも対応できる」ことを目的としています。脳卒中看護を実践する上で必要となる知識を整理し，６つの項目（STEP）に分類しました。学習の進め方ですが，必ずしもSTEP 1から読み始める必要はありません。気になる項目から読み進めても学習できるように構成しています。

各ページに記載された「レベルアップの視点」は，さらなるステップアップを図りたい方に向けた学習ポイントを記載しています。

巻末にある索引は，名称別・薬剤別になっていますので，現場で気になる点，調べたい点が出てきたら，そのつどチェックしてみましょう。ページ数が太字になっている箇所は，その項目について解説しているページです。

■体験型学習教材の使い方

「読む」だけではなく，「作業する」というのも本書の特徴です。五感を活用すると，記憶に定着しやすいと言われています。教材は，下記の４点を用意しました。WEBに連動した教材ですので，パソコンやスマホからアクセスしてください。

体験型学習教材にアクセス

https://www.nissoken.com/1900/index.html

体験型学習教材は，書籍の購入者用として作成したものです。購入者が個人的な利用のため，コンテンツをダウンロードしたり，プリントアウトしたりすることは構いませんが，これらをほかのサイトや印刷媒体に転載したり，商用目的として利用したりすることはできません。その他，著作権法で限定されている範囲外において，コンテンツを著作権者に無断で使用することはできません。

①アニメーション

目次に【アニメーション】と記載している項目に関連しています。神経伝達の流れ，眼球の動きなど図解だけでは分かりづらいメカニズムをアニメーション形式で解説します。

※パソコンやスマホから視聴できます。アニメーションに音声はありません。

【出典】久松正樹，野々村雅文：脳神経看護の見える化，脳の看護実践2016，Vol. 1，No. 5～Vol. 3，No. 4 より再掲

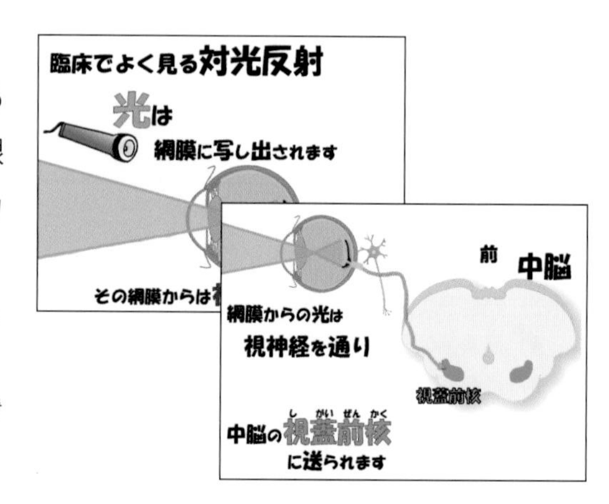

②ペーパークラフト

目次に【ペーパークラフト】と記載している項目に関連しています。実際に組み立てて，立体的な構造を直に確認してみましょう。

※使用の際はプリントアウトしてください。組み立てには紙，カッター，ホチキスなどが必要です。組み立て説明書，使い方をご覧ください。

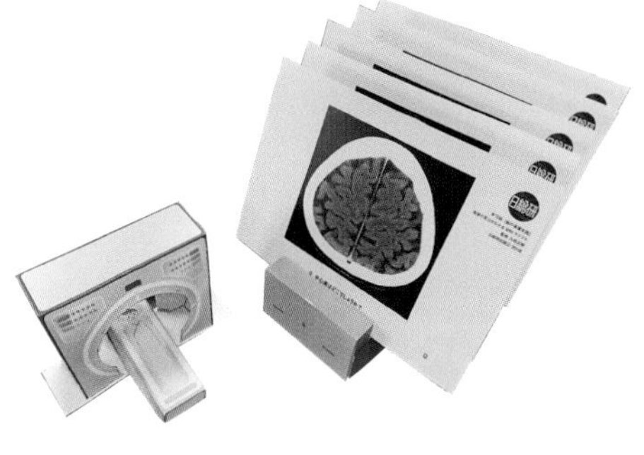

【出典】久松正樹 制作監修：脳の看護実践2018，Vol. 3，No. 5～Vol. 4，No. 2 より再掲

③確認テスト

各STEPで「ぜひここは押さえてほしい」内容をテスト形式にしました。ヒントは，本書にすべて網羅されています。間違えた箇所は，もう一度本書を読んでみましょう。理解度がグンと高まります。

※使用の際はプリントアウトしてください。

ラクナ梗塞とBADの違い

脳の深いところを走行する（　　）が閉塞することで起こる脳梗塞を（　　　）と言い，（　　）の小梗塞のことを言います。
好発部位は（　　　）や（　　　）と呼ばれているところです。
（　　）も（　　）の閉塞によって起こります。
脳の太い血管（主幹動脈）から分枝が始まる根本で閉塞することによって，その血管の支配領域が広いと広範囲に梗塞が出現します。
（　　）で進行性の場合が多いのが特徴です。

④塗り絵

図を見て何となく分かったつもりでも，いざ自分で塗ってみると記憶があいまいなこともあります。好きな色で塗ってみましょう。

※使用の際はプリントアウトしてください。

灌流領域に色を塗ってみましょう。

①ACA　②MCA

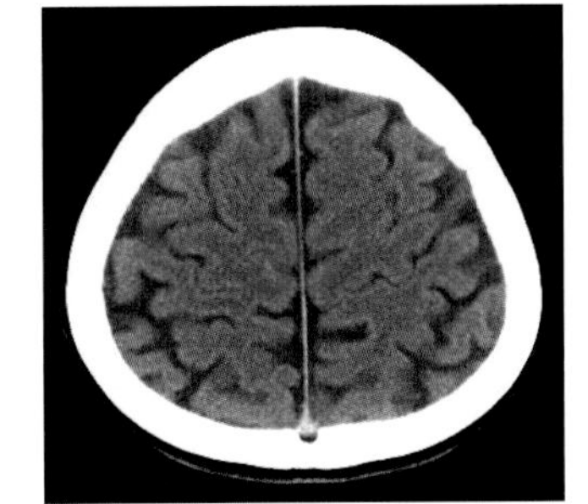

中心溝レベル

本書は，エキスパートナースならではの実践知が随所に盛り込まれていますが，特に強調して表示していません。本書を読んで「これは気をつけよう」と思うことは，マーカーで線を引いてみましょう。あるいは，現場で勤務していて新たな気づきもあるかもしれません。その際は付箋に書き出し，関連するページに張り付けてみると，見返した際に学びが深まります。マーキングや付箋などでアレンジして，ぜひ“自分だけのノート”を作成してみてください。

ノーマン

北海道で生まれた
好奇心旺盛な脳の妖精。
好きなもの；特脳牛乳・
脳厚なチーズ

STEP 1 脳卒中の病態

1. 脳梗塞

1）脳梗塞とは

脳の血管が狭窄，閉塞をして血流が乏しくなり，脳組織が壊死してしまう疾患です。

脳は絶えず活動しているため，機能を維持するには常に糖と酸素が必要です。心拍出量の約15%を占める血液から糖と酸素が供給されており，脳への血流※が途絶えると数分で壊死してしまいます。

※**脳血流量**：心拍出量の約15%を占める。脳100ｇ当たり50 ～ 60mL（脳の重さ：成人男性で1,350 ～ 1,500ｇ，成人女性で1,200 ～ 1,250ｇ），つまり脳全体で１分間に700 ～ 840mLとなる。

2）ペナンブラ

血流が低下している領域の中でも，周辺の血管からのわずかな血流で生きながらえている部分をペナンブラと言います。この部分はまだ壊死していないため，治療を行えば救うことの可能な部分です。脳梗塞の超急性期では，ペナンブラ領域を救うことが治療の最大の目的となります。

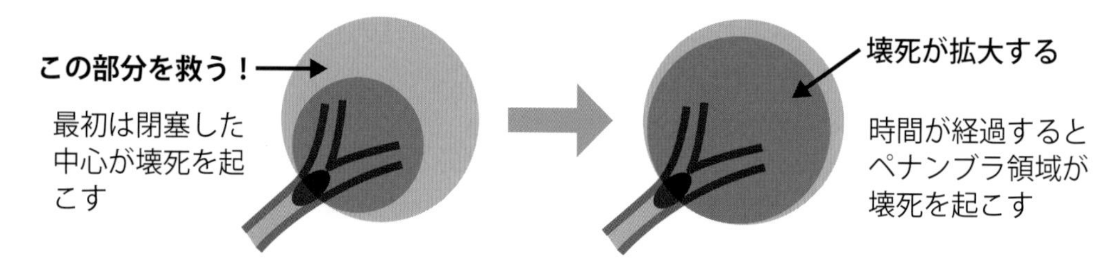

3）脳循環自動調節能

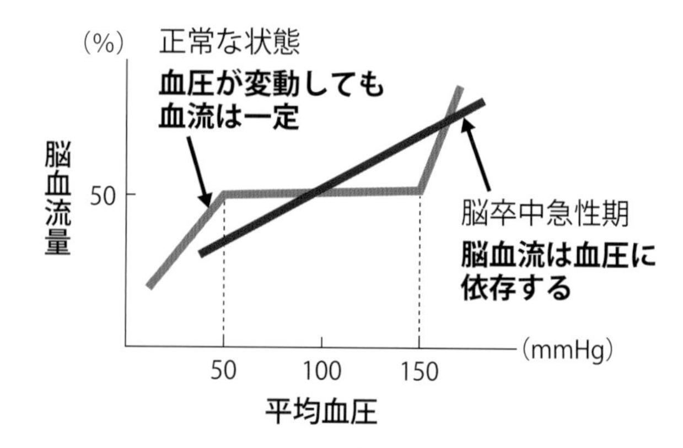

脳は安定した状態で糖と酸素を供給したいので，自動調節能（autoregulation）という調節機能が備わっています。私たちの身体は，血圧が上昇すると血流が増加し，血圧が下降すると血流が減少するように，血圧に依存しています。

しかし，脳は血液を送るための圧力（脳灌流圧）が50 ～ 150mmHgの範囲であれば，血管が収縮，拡張をし，血管抵抗を変えながら脳血流が一定になるように調整されています。これを脳循環自動調節能と言います。

私たちの脳は，自動調節能により安定した血流を確保して糖と酸素を供給しています。しかし，脳卒中の急性期ではこの自動調節能が破綻してしまい，脳血流は血圧に依存してしまいます。

そのため，急激な血圧の低下や変動により，脳梗塞が拡大することもあり，十分な観察が必要となります。

4）血栓の種類

血管の中で，血液の成分が塊になっているものを血栓と言います。普段は塊ができないようになっていますが，血管が傷ついたり，血液がよどんでしまうことで血栓は作られます。

血栓が形成される過程には，２つの段階があります。１つ目は，動脈の中で傷ついたところにできる，血小板でできたかさぶたです。これを白色血栓と言い，流れが速いところで形成されます。２つ目は，血小板成分でかさぶたを作った後に血液凝固因子が関与して，フィブリンという糊の役目をする物質が赤血球を巻き込み，補強してできるかさぶたです。これを赤色血栓と言い，流れが緩やかなところで形成されます。

■一次止血

血小板が集まってできる

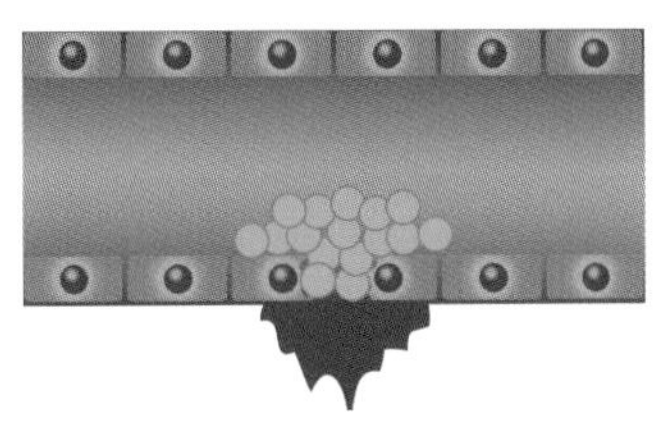

血小板による血栓（白色血栓）

- 血流の速いところで形成
- 血小板凝集作用により形成
- アテローム血栓性梗塞やラクナ梗塞の原因となる

■二次止血

フィブリンでさらに補強してできる

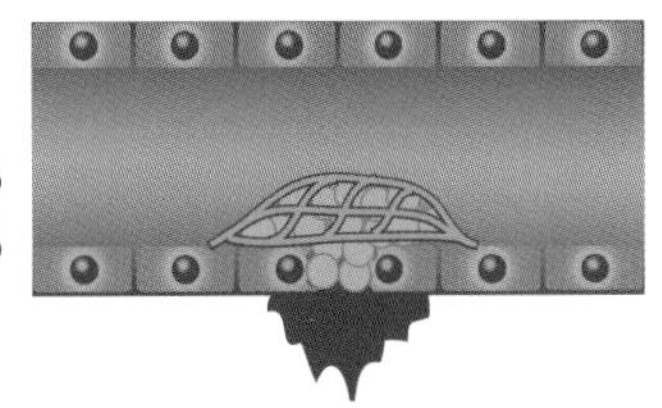

フィブリンによる血栓（赤色血栓）

- 血流の緩やかなところ（静脈や心臓）で形成
- 血液凝固因子に関与したフィブリンが赤血球を巻き込むことで形成
- 心原性塞栓の原因となる

脳梗塞の種類

脳梗塞の理解を深めるためには，病型と発生機序を理解することが必要です。病型とは脳梗塞の種類であり，発生機序は脳梗塞に至る過程です。脳梗塞では病型によって治療や症状の進行状態が変わるため，それぞれの特徴を整理しましょう。

5）アテローム血栓性脳梗塞

①安静時に発症しやすく，症状が進行性に悪化することがある

アテローム血栓性脳梗塞は，高血圧，脂質異常症，糖尿病，喫煙，大量飲酒などの生活習慣や加齢などが関与してできたプラーク※により，血管が狭窄することで起こります。プラークは徐々に大きくなるので，無症状で経過します。その後，症状が一過性に出現したり，段階的に進行したりしていきます。

※**プラーク**：高血圧やコレステロールによる負担で，血管の内膜を覆っている内皮細胞が傷つき，傷ついたところから，白血球の一つであるマクロファージがコレステロールを取り込みます。その時の残骸が，血管の中膜と内膜の間に蓄積されたものを**プラーク**と言います。

②アテローム血栓性脳梗塞３つの機序

i　血栓性機序

■血栓性機序

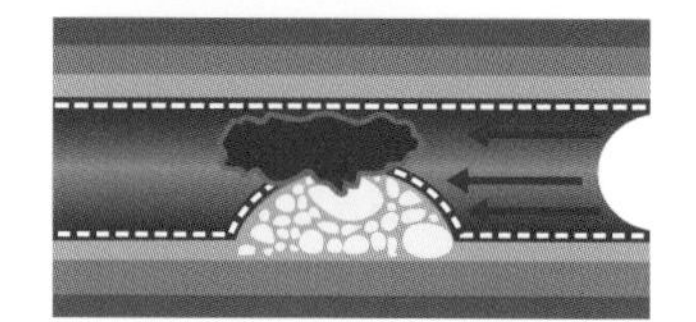

プラークが大きくなり，内膜が破れて血管が閉塞することで起こります。

ii　塞栓性機序

■塞栓性機序

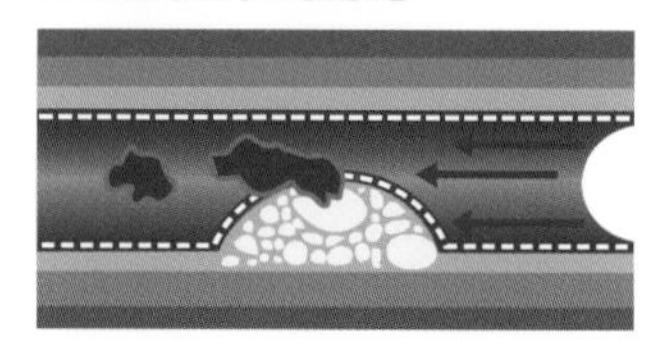

血栓性機序で作られた血栓が剥がれ，その先の脳動脈を閉塞することで起こります。末梢血管を閉塞するため，心原性塞栓に比べて脳梗塞の範囲は狭くなります。アテローム血栓性脳梗塞の血栓は流れの速い動脈で形成されるため，血栓が移動して閉塞することもあります。これをA to A（artery to artery）と言います。

iii　血行力学性機序

■血行力学性機序

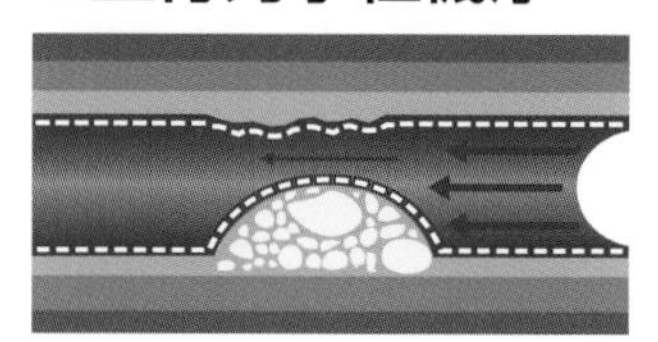

血圧の低下や心拍出量の低下によって，脳に血液がいきわたらないことで脳梗塞に至るのが血行力学性機序です。脳の太い血管（主幹動脈）が動脈硬化などで狭くなり，少ない血流で脳を補っている場合，動脈から遠い末梢部分（支配領域）の血流量が減少します。このような時に血圧が急に下がったり脱水になったりすると，血液の流れが減少して脳梗塞に陥ることがあります。

- **分水嶺梗塞（Watershed infarction）**

血行力学性機序で代表的なものは，分水嶺（境界領域）梗塞です。分水嶺とは水の分かれ目からきていると言われており，中大脳動脈と前大脳動脈の境界部のあたりなど，太い血管の境目あたりを言います。太い血管の高度狭窄によりできた血栓が，その先の細い血管に流れる時に，血行力学性により血流が途絶えているため，境目に血栓がたまると考えられています。

中大脳動脈と前大脳動脈の境界部に梗塞を認める

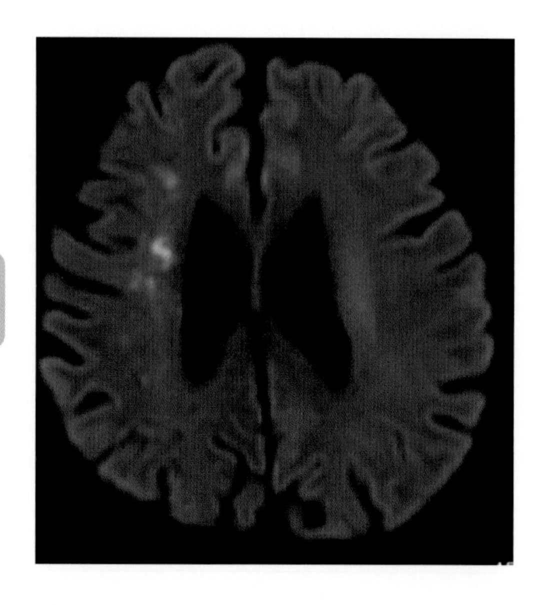

• 脳梗塞の前触れ症状；TIA（一過性脳虚血発作）

血液の流れが急に悪くなることにより起こるもので，症状が出てから１日以内，または数分以内に症状が改善します。脳梗塞が起こる前の前触れ症状であり，がけっぷち脳梗塞です。

6）心原性脳塞栓症

①心臓からの血栓により一瞬で動脈が閉塞する

不整脈などで心腔内に生じた血栓が，太い動脈を閉塞することにより起こります。発症が急なため，側副血行路が発達していないことが多く，脳梗塞が広範囲となり重症化することがあります。心原性塞栓による不整脈では，90％が心房細動によるものです。不整脈があると，心内膜が傷つきやすく，また利尿薬の影響で脱水となり，血液が濃縮していることがあります。そのため，血液がよどんで血栓ができやすい状態となります。心臓の左心耳というところが，最も血栓のできやすい部位です。

■心原性脳塞栓症

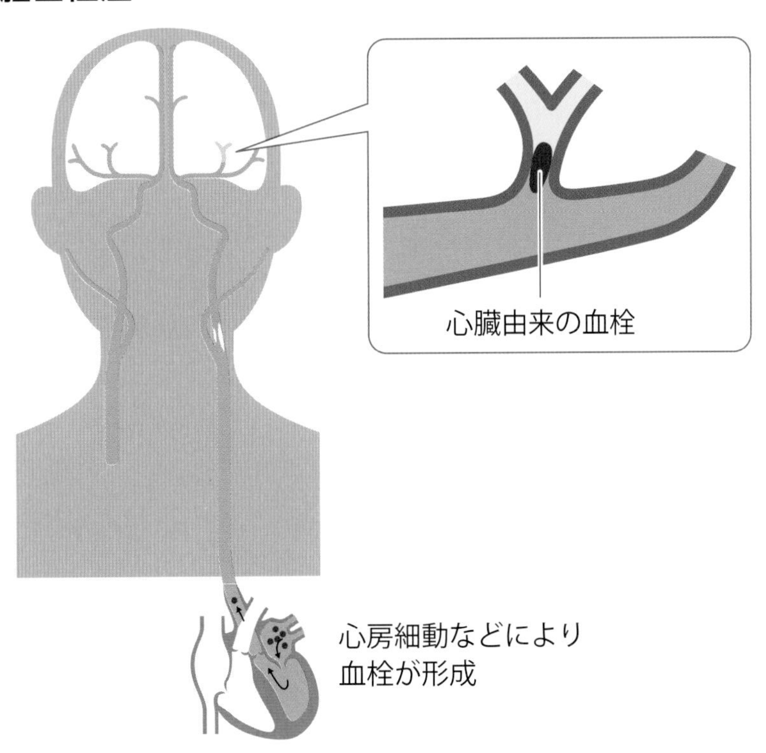

②血流が再開しても，症状が悪くなることもある

出血性梗塞：発症から数日後，一度虚血となったもろい血管に血流が再開することで，出血を来すことがあります。どの脳梗塞でも発症しますが，特に心原性脳梗塞で多く認められます。出血が大量だと脳浮腫や脳ヘルニアとなり，生命の危機に陥りやすいため注意が必要です。

7）ラクナ梗塞とBAD

①ラクナ梗塞～細い脳動脈が閉塞して起こるため，症状は比較的軽い～

脳の深いところを走行する血管（穿通枝）が閉塞することで起こる脳梗塞で，最大径が15mmまでの小梗塞のことを言います。ラクナとはラテン語で「小さな穴」という意味です。

画像を見ると，小さな穴が開いているように見えます。閉塞した血管が栄養する脳の範囲が狭く，症状は比較的軽いことが多いのが特徴です。好発部位は脳幹や放線冠と呼ばれているところです。

■ラクナ梗塞

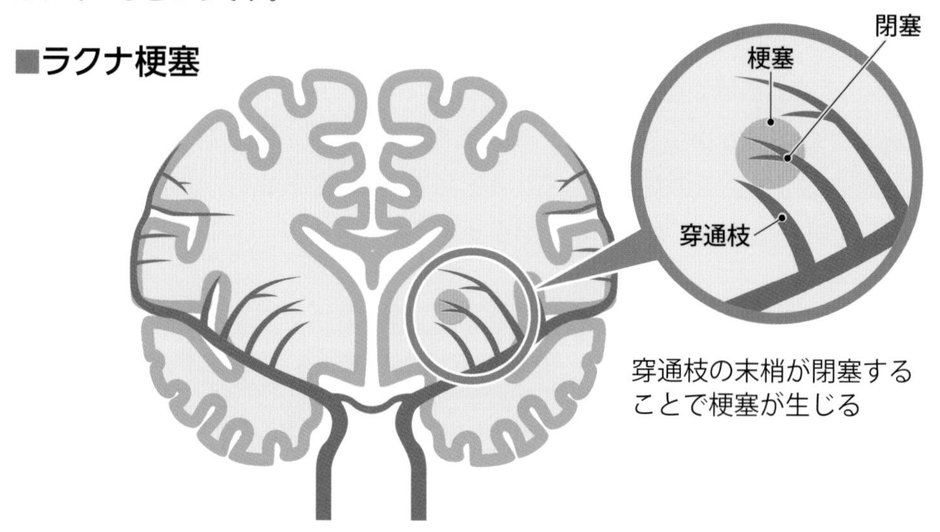

②BAD～同じ穿通枝の閉塞でも，症状が進行する脳梗塞～

BAD（ビーエーディー　branch atheromatous disease：分枝粥腫型梗塞）は，ラクナ梗塞と同じように穿通枝の閉塞によって起こりますが，脳の太い血管（主幹動脈）から分枝が始まる根本で閉塞することによって，その血管の支配領域が広いと広範囲に梗塞が出現します。発症から数日で進行性の場合が多いのが特徴です。そのため，最初は症状が軽くても，徐々に悪化するかもしれない…と，予測しながら観察することが必要です。

■BAD

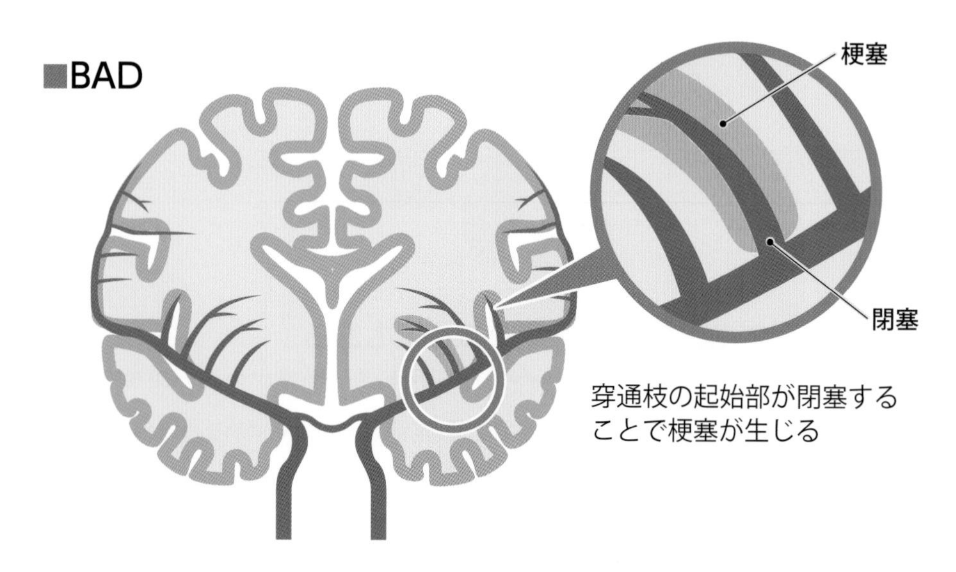

■脳梗塞の特徴

	アテローム血栓性脳梗塞	心原性脳塞栓症	ラクナ梗塞
画像所見 MRI	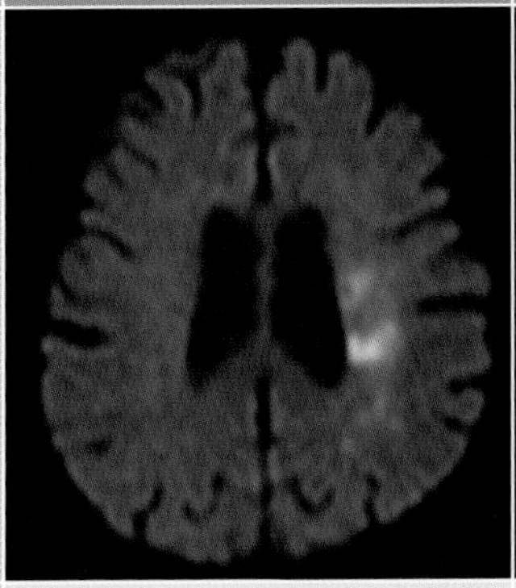	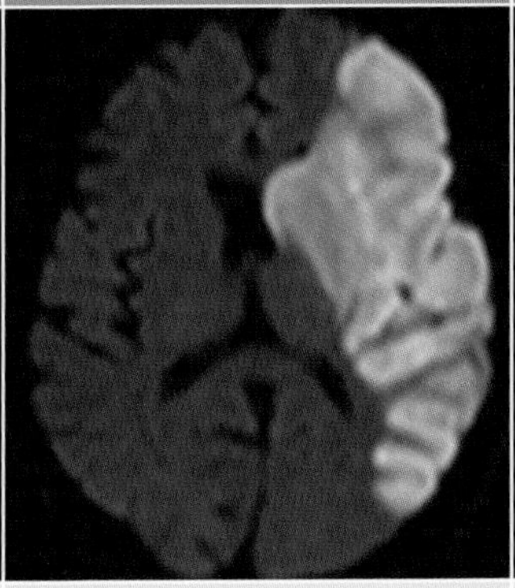	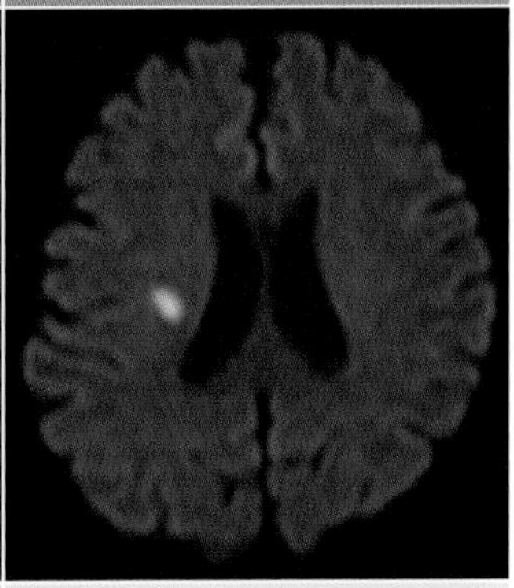
頻度	34%	27%	32%
原因	脳動脈のアテローム，動脈硬化による閉塞	心内膜血栓による閉塞	細い脳動脈の閉塞
症状	安静時（起床時に気づく）に発症 片麻痺，意識障害，構音障害，失語	活動時に突然発症 片麻痺，意識障害，失語など 梗塞巣が比較的広範囲となるため重症となりやすい	運動障害，感覚障害などが多い
治療 超急性期	血栓溶解療法（rt-PA静注療法） 血栓回収療法	血栓溶解療法（rt-PA静注療法） 血栓回収療法	血栓溶解療法（rt-PA静注療法）
治療 急性期	脳保護薬（エダラボン） 抗血小板療法（オザグレル，アスピリン） 抗凝固療法（アルガトロバン） 抗脳浮腫療法（グリセリン）	脳保護薬（エダラボン） 抗凝固療法（ヘパリン） 抗脳浮腫療法（グリセリン）	脳保護薬（エダラボン） 抗血小板療法（オザグレル，アスピリン）
治療 慢性期	外科的手術 抗血小板療法	抗凝固療法	抗血小板療法 血圧管理

8）急性期の治療と看護

急性期での治療・看護の目的は，症状進行の抑止，または症状進行に対しての迅速な対応となります。

・血栓溶解療法

正常な脳細胞と，脳梗塞を起こしている脳細胞の境界領域であるペナンブラを救済することが目的です。発症4.5時間まで使用が可能です。遺伝子組み換え組織型プラスミノゲン・アクチベータ（recombinant tissue-type plasminogen activator：rt-PA）を静脈内投与し，血栓を溶解することで血流を再開することを目的としています。

・血栓回収療法

主幹動脈閉塞による急性期脳梗塞に対し，rt-PA投与で血栓が溶けなかった場合，または，血栓溶解療法ができなかった場合に対し，閉塞している血管の血栓を機械で回収する治療です。鼠径部の太い動脈からカテーテルを挿入し，血栓を除去したり，吸引することで血流の改善を図ります。現在は，脳梗塞の発症後16～ 24時間以内に行うことができます。

①外科的治療～開頭減圧術

急性期では，脳梗塞の２～４日の間に脳浮腫が出現することがあります。特に，広範囲の脳梗塞の場合は脳浮腫が拡大することで，脳ヘルニアを引き起こすことがあります。急性期での手術は，脳ヘルニアを予防するために行います。手術には外減圧術と内減圧術があり，場合によっては両方行うこともあります。

・外減圧術

脳浮腫による腫脹が広範囲の場合，脳を覆っている頭蓋骨を一部除去して頭蓋内圧を軽減させる目的で行います。

・内減圧術

脳浮腫での腫脹が強く，点滴などで腫脹が抑えられない時に脳の一部を切除してスペースを確保し，頭蓋内圧を軽減するために行います。

②頭蓋内圧の管理

脳梗塞の急性期では，頭蓋内圧が亢進しています。広範囲の脳梗塞であれば，脳浮腫が助長され，脳ヘルニアに移行することもあるため，神経症状や脳ヘルニアの症状を観察することが重要となります。

〈脳浮腫〉

脳浮腫のピークは２～４日とされています。脳梗塞が広範囲だと，脳浮腫の範囲も広がり，脳ヘルニアになることもあります。脳浮腫が認められた場合，抗浮腫薬や浸透圧利尿薬を静脈投与します。

③いきみや咳・嘔吐

吸引や嘔吐，排便時のいきみなどは胸腔内圧や腹腔内圧が上昇して頭蓋内圧を上昇させるので，脳浮腫の増悪が予測される場合は注意します。

④頸部の屈曲

急性期では脳循環障害が起こっているので，頭蓋内圧が上昇している場合は，頭部を15～30°挙上した姿勢をとり，血流を一定にするべく頸部の屈曲は避けます。

⑤血圧管理

急性期では脳循環自動調節能が失われているため，血圧に依存している状態となっています。血圧が下がれば脳血流も下がります。そのため，血圧を下げないように注意し，高めに維持しますが，一般的に収縮期血圧220mmHg以上，または拡張期血圧120mmHg以上が持続する場合は，状態を観察しながら降圧を図ることがあります。血栓溶解療法を行う場合，収縮期血圧185mmHg以上，または拡張期血圧110mmHg以上の場合は，降圧してから治療を開始します。

⑥薬物療法

アニメーション① どちらもサラサラ系？抗凝固剤と抗血小板剤の違いって何？

・抗血小板薬

血小板凝集を抑制する薬です。血小板が凝集してできる血栓が原因である，アテローム血栓性脳梗塞やラクナ梗塞に使用します。

●内服薬

シロスタゾール，クロピドグレル，アスピリン，チクロピジン

単独で使用することは少なく，抗血小板２剤併用療法（dual antiplatelet therapy：DAPT〈ダプト〉）を行います。

●注射薬

オザグレル

・抗凝固薬

フィブリン生成を抑制する薬です。フィブリン凝固が原因である，心原性塞栓に使用します。

出血傾向となりやすく，採血のPT-INR値などを参考にし，調整を行いながら治療します。

●内服薬

抗凝固薬：ワーファリン

DOAC（直接経口抗凝固薬＝Direct Oral Anti Coagulants）：ダビガトラン，エドキサバン，リバーロキサバン，アピキサバン

●注射薬

ヘパリン

PT-INR値	
高齢者	1.6～2.6
高齢者以外の場合	2.0～3.0

9）慢性期の治療と看護

慢性期での治療・看護の目的は，再発予防と機能の維持・増進です。急性期治療を経て，退院に向けた支援が必要となります。

①内科的治療

抗血小板療法，抗凝固療法を行います（前項参照）。

②血圧管理

脳循環自動調節能は，約１～３カ月程度で改善すると言われています。慢性期では，再発予防のために収縮期血圧140／90mmHg未満を目標に降圧します。脳梗塞の血圧管理は，最初は血圧を下げすぎず，その後，今度は再発予防のため降圧を考慮していくことが必要です。

③内服指導

脳梗塞患者の内服は，一生続けなくてはなりません。しかし，服薬アドヒアランスは，時間を追うごとに低下すると言われています。また，内服だけではなく生活習慣の是正が必要となる場合もあり，多職種と連携を図り，早期からの退院指導が必要となります。

④外科的治療

慢性期で行う手術は，アテローム血栓性脳梗塞の患者に対して，狭窄したところを拡張することで，血流の改善を図ることを目的としています。慢性期ですでに抗血小板薬を内服しているため，術後の出血や，血流が改善することによる過灌流症候群などの合併症が起こることもあります。ここでは手術の大まかな目的を説明します。

- **頸動脈内膜剝離術（CEA）**

  血管を切開してプラークを除去することにより，血流を補う目的で行う手術です。

- **経皮的血管形成術（PTA），頸動脈ステント留置術（CAS）**

  高度の頸動脈狭窄症に対し，狭窄血管にステントを留置して狭窄血管を広げます。

- **頭蓋内外（EC-IC）バイパス術**

  内頸動脈の閉塞に対して，狭窄して血流が乏しくなった血管と，血流が十分な血管を吻合して血流を確保する手術です。

10）合併症予防のケア

誤嚥性肺炎，尿路感染，消化管出血などの合併症を併発しやすいため，適切なケアが必要となります。ここでは特に注意して観察する項目について説明します。

①血栓ができる要因～ウィルヒョウ（Virchow）の３要素

ドイツの病理学者が提唱している血栓ができる３つの要因を，ウィルヒョウの３要素と言います。脳梗塞の原因の一つである血栓は，これらの要因が影響して形成されます。

例えば，コレステロールや高血圧により，動脈硬化が進んで血管が傷つきやすい状態や，長時間同じ姿勢でいることや不整脈などで血流が悪い状態などが，この要素にあたります。

①血管内膜の状態の変化
②血液成分の変化
③血流の変化

②深部静脈血栓症（deep vein thrombosis：DVT）

脳卒中による下肢の麻痺や長期臥床により，下肢からの血流を押し出す筋力が弱まると，灌流障害を生じて血液がうっ滞し，血栓ができることがあります。血栓を生じると腫脹して痛みを伴います。脳梗塞の患者は，自分で訴えることができない場合もあります。「片方の足だけが腫れているな」と感じた時は，注意して観察しましょう。

観察項目

□下肢の腫脹，圧痛，硬直
□下肢を下垂した時の色調の変化
□膝を押さえて足関節を背屈させてみて，痛みが出現しないか（ホーマンズ徴候）

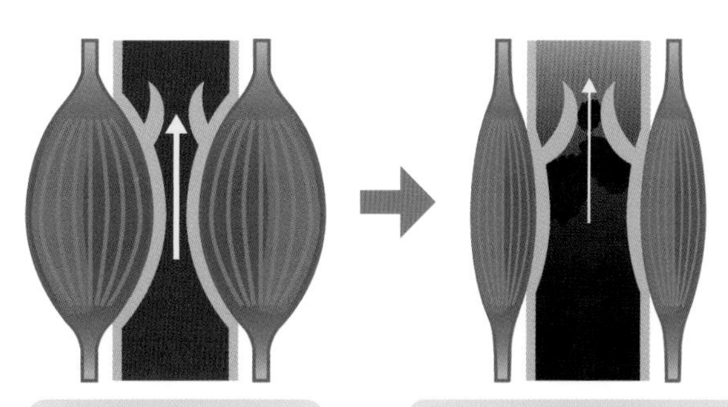

診断

- 下肢超音波検査や造影CT
- 凝固系の血液検査（D-ダイマー）の上昇

予防

血液のうっ滞を避けるため，早期からの離床や他動運動が必要です。また，脳卒中治療ガイドライン2015では「段階的弾性ストッキングの深部静脈血栓症の予防効果について，科学的根拠はないので，勧められない」とされています。予防や治療に対してはエビデンスが乏しく，各施設において検討しながら予防策を考慮する必要があります。

③肺塞栓症（pulmonary embolism：PE）

下肢にできた血栓が静脈の流れと共に，肺動脈で詰まることで起こります。肺塞栓を起こすと呼吸不全となり，危機的な状態に陥る可能性があります。これは，下肢や骨盤内血栓が主な塞栓源とされており，歩行時や起立時などに下肢の筋肉が収縮することで，血栓が遊離して発症するとされています。臥床が長くなった時や，下肢の筋力が落ちている時などは，酸素飽和度や呼吸状態などにも注意しましょう。

11）家族支援

急性期では，急変の可能性や，疾患や障害の受容ができていない時期であるため，失語がある場合などはコミュニケーション方法を工夫し，患者や家族の訴えを聞きながら精神的支援を行う必要があります。

さらにレベルアップの視点

脳梗塞は病型によって，症状も治療も異なります。それぞれの特徴を理解することが，脳梗塞の看護には必要です。また，障害を受けた部位によって，出現する症状も異なります。

脳梗塞では病型の理解と，障害を受けた部位の特徴を理解することが，患者の予後を予測した観察につながります。

2. 脳出血

1）脳出血（cerebral hemorrhage）とは

脳出血の多くは，高血圧が原因となる高血圧性脳出血です。高血圧に動脈硬化などが加わることで，脳の穿通枝動脈（主幹動脈から分岐する血管）が破綻し出血します。

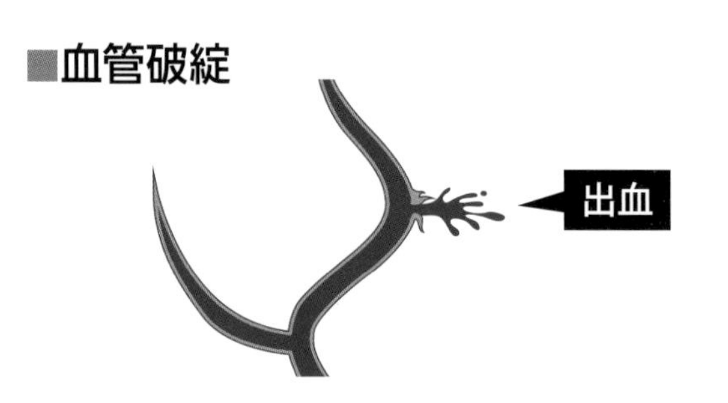

2）血管と出血部位

出血する血管によって，出血部位が異なります。

中大脳動脈からの穿通枝動脈であるレンズ核線条体動脈が破綻すると，支配領域である被殻出血となります。

後大脳動脈からの穿通枝である視床穿通動脈が破綻すると視床出血，脳底動脈からの橋動脈が破綻すると脳幹出血を発症します。

ほかにも，脳梗塞に合併した出血性梗塞，脳動静脈奇形（AVM）や硬膜動静脈瘻（d-AVF）などの血管奇形，脳腫瘍からの出血なども原因として挙げられます。

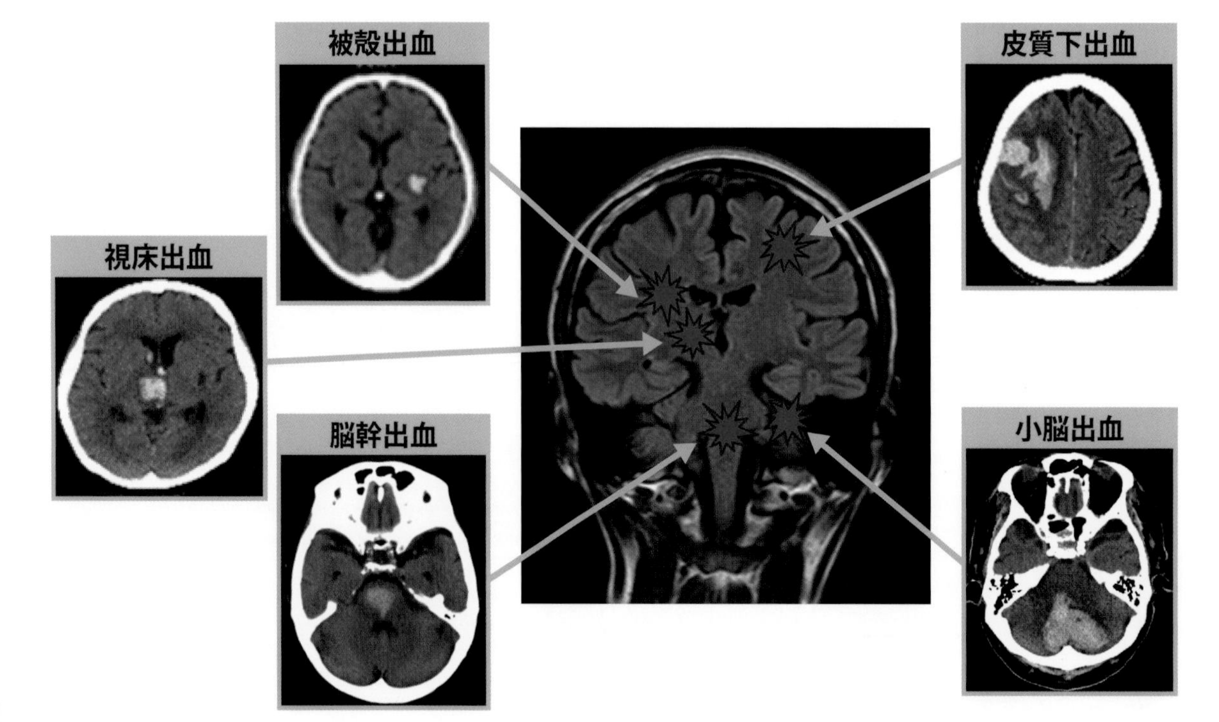

3）高血圧ではなくても起こる脳出血

非高血圧性脳出血には，アミロイドアンギオパチーと呼ばれるタイプの脳出血があります。加齢に伴い，脳血管にアミロイド蛋白が付着し，血管自体が脆弱になることで出血します。高齢者で皮質下出血を来し，多発性かつ再発性が高い傾向にあります。「高齢者」「皮質下出血」「正常血圧」で血管奇形などがない場合は，「アミロイドアンギオパチーが原因かな？」と考えます。

4）出現する症状，症状進行のサイン！

高血圧性の脳出血では出血部位によっても異なりますが，突然の頭痛や嘔気，嘔吐，片麻痺，言語障害，意識障害が出現し，これらの症状が少しずつ進行し，発症後1～6時間経って完成します。活動時に発症することが多いです。

ひとまとめに「脳出血」と言っても，治療方針は出血部位や症状，出血量などによって異なります。まずは，出血を増強させないこと，頭蓋内圧亢進症状へのケアがポイントになります。

■治療方針の決定は？

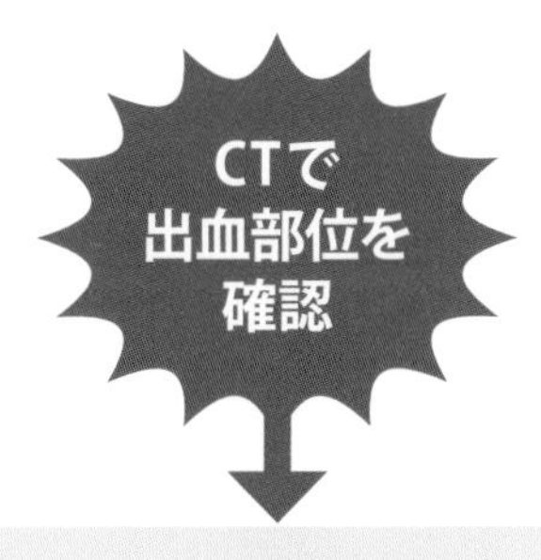

脳ヘルニア徴候を確認
- 意識障害
- 瞳孔散大・対光反射の消失
- クッシング現象

ある

外科的治療
- 血腫除去術
（開頭あるいは内視鏡下）
- 脳室ドレナージ

ない

内科的治療
- 血圧管理
- 抗脳浮腫薬の投与
- 呼吸管理
- 輸液　　など

■各出血部位の特徴

出血部位	被殻出血	視床出血	脳幹出血	小脳出血	皮質下出血
画像所見					
頻度	40%	30%	10%	10%	10%
責任血管	レンズ核線条体動脈（中大脳動脈より分岐）	視床穿通動脈（後大脳動脈より分岐）	橋動脈（脳底動脈より分岐）	上小脳動脈（脳底動脈より分岐）	皮質の動脈
麻痺の有無	病巣と対側の麻痺（内包障害時）	病巣と対側の麻痺（内包障害時）	出血量により片麻痺や四肢麻痺	麻痺はなし	前頭葉（一次運動野）の障害で病巣と対側の麻痺
眼の症状	病巣への共同偏視	内下方偏視	眼球正中固定 縮瞳 MLF症候群	病巣と対側の共同偏視	なし
特徴的な症状	失語症状（優位半球） 失行，失認（劣位半球）	視床性失語（優位半球） 視床痛 対側の感覚異常	呼吸障害 除脳硬直 閉じ込め症候群	病巣と同側の失調（小脳半球） めまい，嘔気 体幹失調（小脳虫部）	痙攣 高次脳機能障害（失語，失行） 視野障害（後頭葉病変の場合）
手術適応	あり ※血腫量31mL以上かつ血腫による圧迫が強い場合	なし ※脳室穿破による急性水頭症を合併した場合は，脳室ドレナージの適応	なし ※脳室穿破による急性水頭症を合併した場合は，脳室ドレナージの適応	あり ※最大径3cm以上で神経学的所見の増悪，脳幹圧迫による水頭症を併発した場合	あり ※脳表からの深さが1cm以下

※CT画像では，出血部位は白く（高吸収域）写ります。

脳出血はここを見よう！

上の表を見ながら，それぞれの脳出血のポイントを押さえていきましょう。

5）皮質下出血のポイント

①高次脳機能障害を合併しやすい

優位半球の縁上回や角回などの障害では，失行などの高次脳機能障害が出現することが特徴です。上縦束という前頭葉，後頭葉，頭頂葉，側頭葉を結ぶ神経経路が損傷すると半側空間無視が出現しやすく，特に劣位半球で見られやすいと言われています。

錐体路に隣接していないため，麻痺を伴うことは少ないですが，出血量が多く広範囲に及ぶと，錐体路の通り道である放線冠が損傷し，反対側の麻痺を合併することもあります。

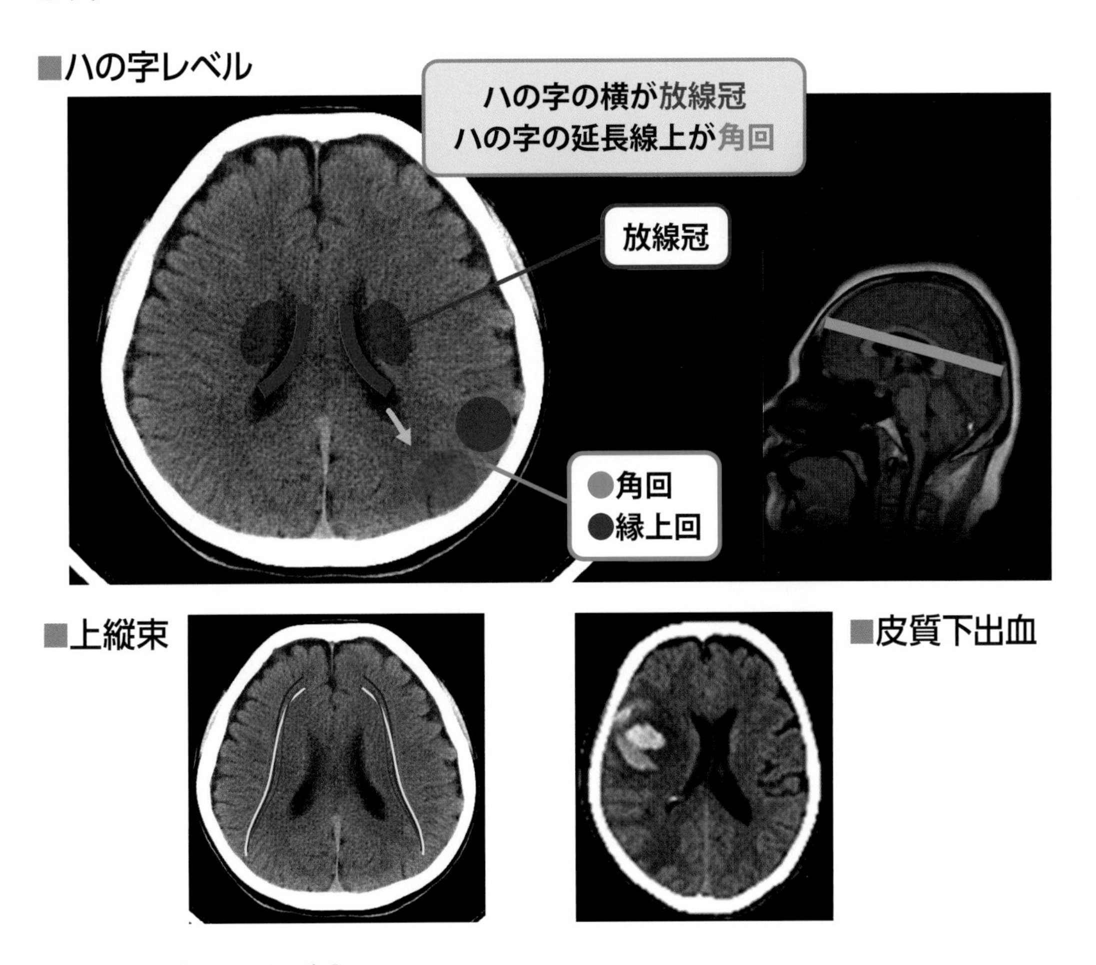

②痙攣発症リスクが高い

皮質下出血での痙攣の合併は15～23%と，脳梗塞や他の部位の出血と比べても高率となっています。痙攣発作後には神経活動が低下し，一時的（数時間～48時間）ではありますが，Todd（トッド）麻痺と呼ばれる痙攣後の麻痺が出現することがあります。

重要

皮質下出血は，痙攣出現時の対処と患者の外見だけでは判断できない症状が潜んでいる可能性があるため，急性期の重篤化回避ができたら高次脳機能障害の評価とリハビリテーションを行うことがポイントです。

6）被殻出血のポイント

被殻は，内包の外側に隣接しているため，少量の被殻出血でも内包を損傷している場合は，麻痺が重度となります。それとは反対に，出血量が多くても内包の損傷に至っていなければ，麻痺は軽度で済む場合もあります。出血部位が優位半球であれば，出血範囲によって失語症状を来します。

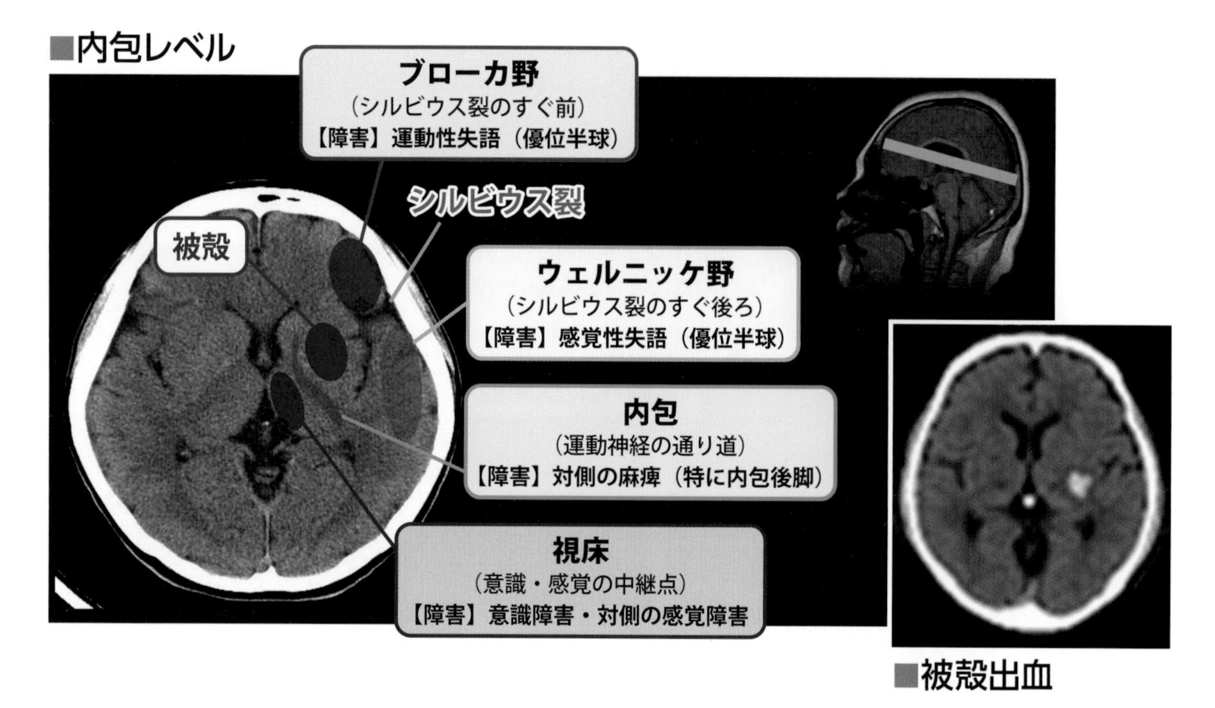

また，さらに出血量が多い場合には脳ヘルニアを合併することがあり，意識レベルの低下や頭蓋内圧亢進症状，瞳孔不同などを来し，生命の危険につながります。

被殻出血は，31mL以上で開頭血腫除去術が適応となり，出血量が多い場合や脳ヘルニア徴候が見られる場合は速やかに血腫除去に移行することや，頭蓋内圧亢進予防の看護に努めることが重要となります。

被殻出血の場合は，血腫除去の手術を行っても手術の進行方向から見て内包より手前に位置しているため，内包を損傷せずに血腫除去ができるため手術適応となります。

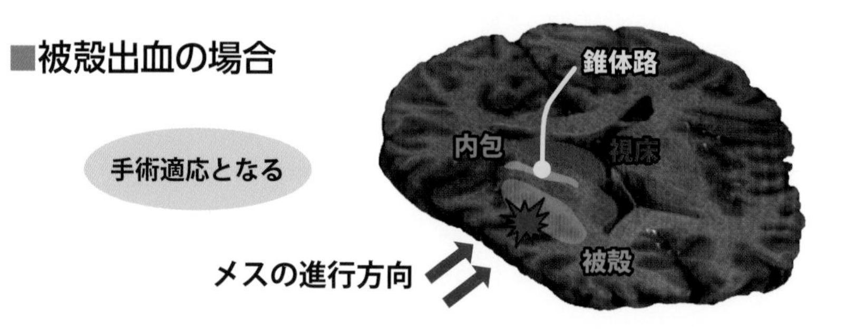

重要

被殻出血は，出血量や範囲によって麻痺の程度やその他の症状，治療方針も個別で異なり，患者の予後はさまざまです。患者の状態によっては，発症後の生活に影響を与えることもあることを考慮し，看護していく必要があります。

7）視床出血のポイント

視床は，解剖的な位置としては被殻とは反対となる内包の内側に隣接しています。機能的には意識や感覚神経に関連しているため，意識障害や障害部位とは反対側の感覚障害が出現します。ほかにも視床の機能は多く，さらに複雑であるため，感覚障害も症状の一部にすぎません。時として発症後数カ月してから，半身の耐えがたい激しい痛みを伴う視床痛を発症することも特徴です。

また，視床の一部である視床枕（視床の中の後方部分）という部分の損傷では，言語中枢に病変はなくても，失語症状を呈する視床性失語という症状が出現することがあります。脳脊髄液の循環経路である第３脳室も隣接しているため，出血量が多い場合には脳室穿破を起こし，脳室内出血を合併します。脳室内出血を合併すると髄液の流れが滞り，急性水頭症を発症して生命の危険につながるため，脳室ドレナージが適応となります。

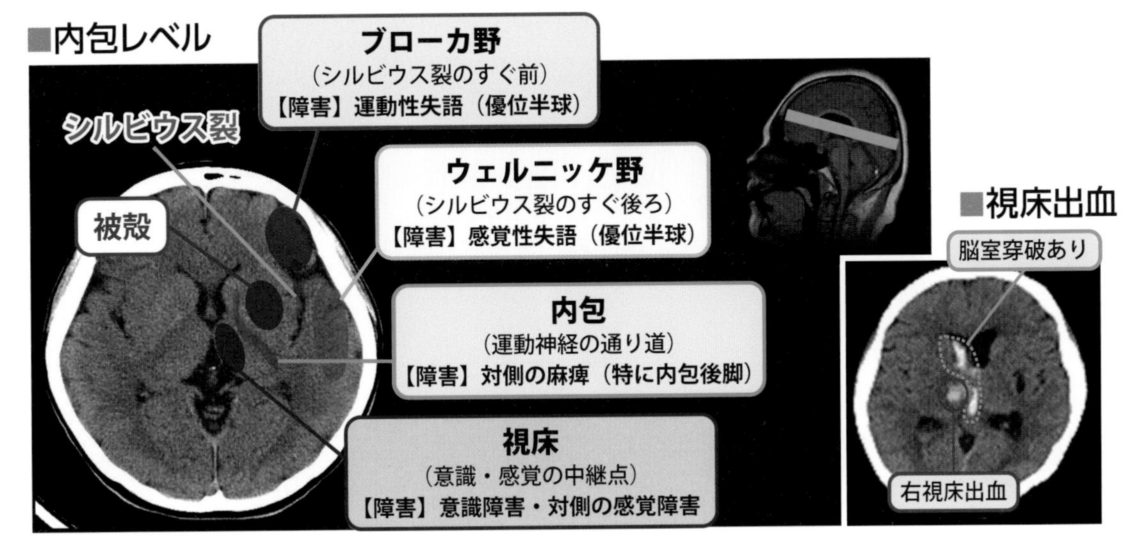

視床出血はなぜ血腫除去術が適応とならないのか？

視床と被殻は，内包を挟み込むように位置しています。被殻出血が開頭血腫除去術の適応であるならば，視床も同様に血腫除去術ができると思いませんか？　キーポイントは共に隣接している「内包」です。

視床は手術の進行方向から見ると，内包が視床よりも手前に位置しているため，内包を通らずに血腫を除去することができません。手術により内包を損傷すると重度の麻痺が残るため，視床は手術適応となりません。

■視床出血の場合

錐体路
視床
内包
手術適応とならない
被殻
メスの進行方向

内科的治療で血腫が吸収され消失されたパターン

血腫は消失

重要

視床は卵形の臓器で，たくさんの役割を担っています。出血や梗塞に限らず，視床の損傷の程度によって，多彩な症状が出現します。また，被殻出血と同様に，内包の損傷があるかどうかは，予後の予測や患者の生活再構築を考える上で重要な視点となります。

8）脳幹出血のポイント

脳幹（中脳・橋・延髄）は，大脳半球と比べて小さい組織ですが，錐体路の経路以外にも12神経の核があるなど，重要な機能が詰め込まれています。画像を確認する際のポイントは，「ねずみの形」を探すことです。ねずみが見えたら，その部分が脳幹の中でも中脳にあたります。ねずみは「チューチュー」と鳴きますので，「ちゅーちゅー中脳」と覚えましょう。橋は，次に示す小脳レベルの画像で確認できます。

■中脳レベル

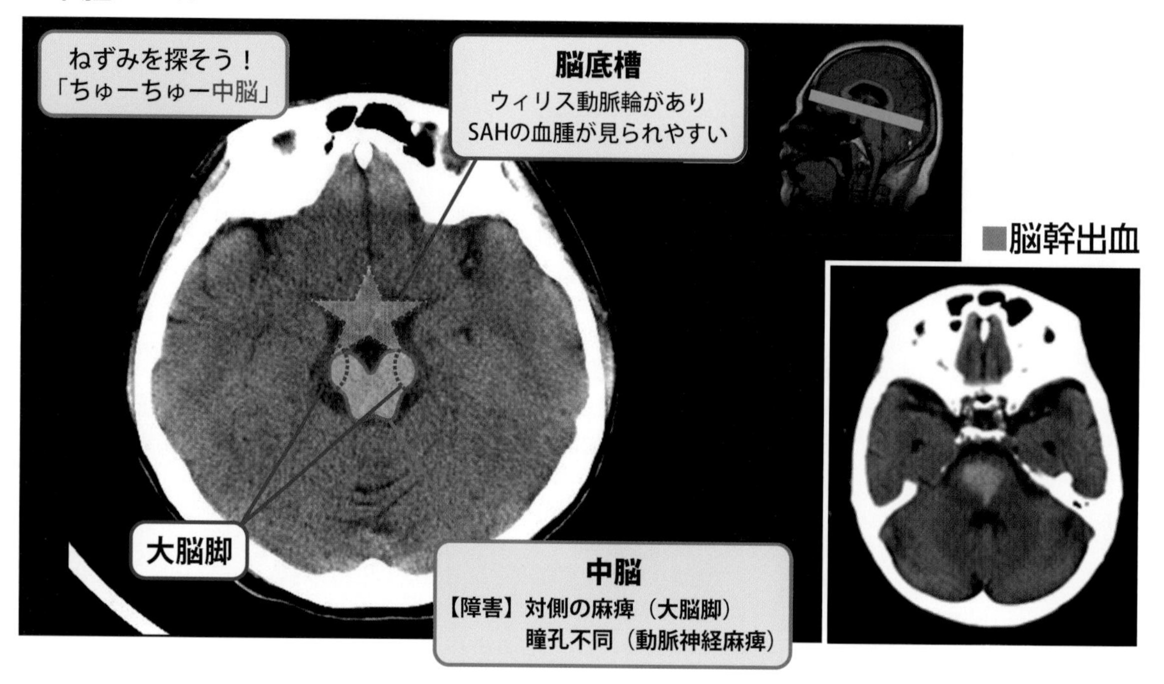

症状の特徴としては，左右の錐体路が隣接していることが多いため，出血量によっては四肢麻痺を呈し，さらに重度となれば眼球運動や眼の開閉眼のみしかできない閉じ込め症候群が見られる場合があります。また，脳幹の背側に位置する脳幹網様体という部分は呼吸や循環，意識など生命維持に不可欠な部分であり，出血が生命に直結する部分であると言えます。

重要

脳幹出血の中でも，中脳・橋・延髄のどの部位が出血したのか，部位によっては少量でも症状が重度となることもあり，予後はさまざまですが，手術による血腫除去はできないので血圧コントロールを図り，出血の増強を防ぐことが重要です。

9）小脳出血のポイント

小脳の場合，左右の小脳半球の損傷で同側の上下肢の失調，真ん中に位置する小脳虫部の損傷で体幹失調が出現します。また，小脳は脳幹のすぐ後ろに位置しているため，出血部位や脳浮腫が増強することで脳幹を圧迫します。小脳の目の前を流れている第４脳室に出血が流れ込んだり，小脳梗塞後の脳浮腫で第４脳室が押され，髄液の流れが障害されたりすると，急性水頭症を合併します。小脳出血は手術適応ですが，この場合には脳室ドレナージのみを施行することもあります。

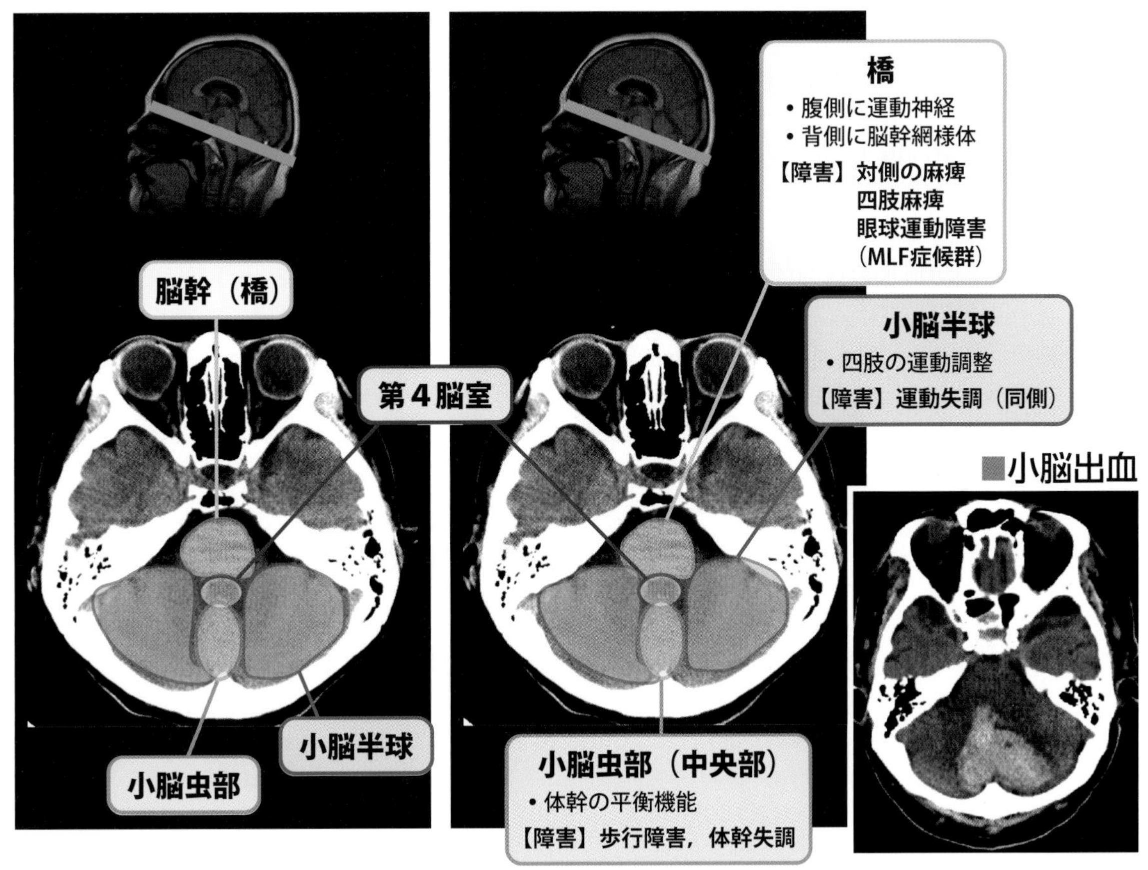

重要

小脳は後頭蓋窩という狭いスペースにあるため，出血すると脳ヘルニアや急性水頭症を合併する危険が高くなります。症状の変化を見逃さずに対応することで，重篤化回避につながります。

10）脳出血の治療・看護

①外科的治療は適応が決まっている

外科的治療は各脳出血の特徴で紹介したように，適応が決まっています。

外科的治療後でも再出血の可能性はあるため，Ca拮抗薬や硝酸薬を投与して血圧上昇に注意し，収縮期血圧140mmHg以下でコントロールします。

②再出血や脳浮腫の増強がある場合

救命目的で減圧術が追加されることもあります。

減圧術には，損傷した脳実質を摘出する「内減圧術」と，頭蓋骨を外してスペースを作る「外減圧術」があります。

■減圧部の観察で脳浮腫の状態が分かる

風船をイメージ

減圧部の状態：	硬い	➡	弾力あり	➡	陥没
脳の状態	：浮腫強い	➡	浮腫軽度	➡	浮腫なし

11）保存的治療

血圧管理

脳出血急性期の血圧は，保存的治療の場合もできるだけ早期に収縮期血圧140mmHg以下でコントロールします。むしろ，外科的治療とは異なり血腫を増強させないという目的のためには，保存的治療の血圧管理が重要となります。発症から数時間後や翌日にCTで再出血がないことを確認し，血圧上昇に注意しながら段階的に離床などを図っていきます。

★血圧は下げればよいというわけではない？

外科的治療後も保存的治療後も，血圧をとにかく下げればよいというわけではなく，個別に検討していく必要があります。過度の血圧低下は，脳血流だけではなく臓器血流も低下させてしまうので，収縮期血圧だけではなく平均血圧という値にも注目します。

例えば，普段血圧が高い患者を急激に血圧低下させてしまうと，尿量が低下してしまうことがあります。平均血圧は算出する計算式もありますが，モニタリングしている場合は血圧測定時に表示されます。

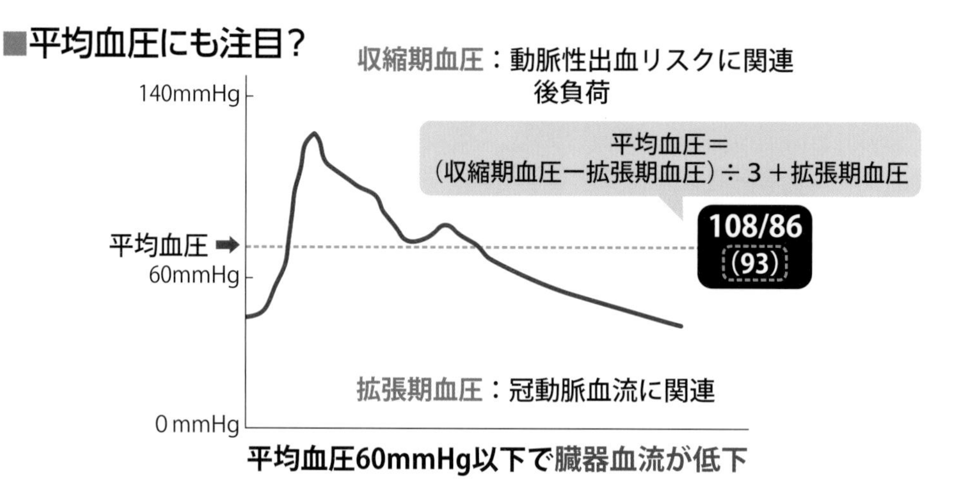

12）止血凝固系の管理

既往歴に脳梗塞や不整脈，弁疾患の治療歴などがある場合は，抗凝固剤や抗血小板剤を内服していることがあるため，出血を助長しないように速やかに中止します。血液透析を行っている患者においても，健康な人より５～10倍の脳出血のリスクがあり，それに伴って予後不良因子となります。

出血発症後は速やかに止血剤やビタミンＫの投与，新鮮凍結血漿（FFP）や血小板輸血などが必要になることもあります。しかし，薬剤の中止に伴い脳梗塞など血栓性の合併症リスクが増強するため，血栓塞栓性の合併症にも注意が必要です。

13）消化管出血の予防

重症な脳出血や高齢などの因子がある場合は，侵襲によるストレスのため胃粘膜防御機能が低下しストレス性潰瘍となり，上部消化管出血を合併することがあります。腹部症状だけでなく，嘔吐物や排便性状なども観察し，発症時から予防的にH_2受容体拮抗薬やプロトンポンプ阻害薬（PPI）の投与を検討します。

消化管に異常がなければ，嚥下評価なども考慮し速やかに食事や経腸栄養など栄養管理を開始することが，リハビリテーションや早期回復においても重要となります。

14）脳浮腫の管理

脳浮腫予防として，グリセリンやマンニトールがよく投与されます。それぞれの特徴を理解した上で投与しましょう。

例えば，脳浮腫が強い場合でも，抗脳浮腫剤をただ投与すればよいわけではありません。大量投与に伴い，アシドーシスの進行や利尿促進，電解質異常，腎機能悪化などの危険があります。

また，反跳現象（リバウンド現象）を引き起こすと，脳浮腫部分から引き込んだ水分の排泄が遅れ，行き場のなくなった水分が再度脳浮腫部分へ引き込まれてしまい，投与前より脳浮腫が悪化してしまう可能性があります。

■抗脳浮腫剤の作用

	グリセリン	マンニトール
抗脳浮腫効果	＋	＋＋
作用発現	1時間	即効性あり
効果持続	6時間	2～3時間
反跳現象	−	＋

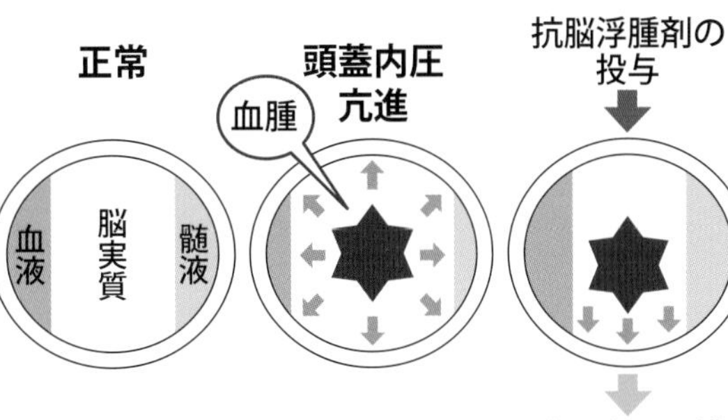

■頭蓋内圧亢進を回避するために必要なこと

呼吸の観察
$PaCO_2$は高くなりすぎないように

抗脳浮腫剤の管理

その他
不要な吸引をしない
去痰剤の使用
ストレス因子の除去

画像所見

排便コントロール
緩下剤の使用

ヘッドアップ
頭位挙上15～30°
頸部屈曲の回避

脳浮腫のピークを予測

15）家族看護

脳卒中は突然，発症する疾患です。急に脳出血を発症したことで動揺している家族のケアと同時に，発症時の状況や既往歴，内服歴など必要な情報を「SAMPLE」などを用いて速やかに聴取することも，発症時の看護においては重要です。

Sign and symptom	主訴
Allergy	アレルギー
Medication	内服歴
Past medical history	既往歴
Last meal	最後の食事
Event	現病歴

さらにレベルアップの視点

ひとことで「脳出血」と言っても，出血部位によって症状や重症度，治療方針も異なります。画像にも目を向けて，アセスメントなどの引き出しを増やしておくと，発症早期から一歩進んだかかわりができます。

3. くも膜下出血（SAH）

1）くも膜下出血とは

脳の中のくも膜と軟膜の空間に存在する血管が破綻して，出血した状態を言います。原因の７～８割が，脳の動脈にできた脳動脈瘤という，「こぶ」のようなところからの出血によるものです。ほかには脳動静脈奇形（AVM），脳動脈解離がくも膜下出血を起こします。脳卒中の中では，脳出血や脳梗塞は減少傾向ですが，くも膜下出血だけは減少していません。発症した人の３分の１は社会復帰でき，３分の１は何らかの後遺症が残り，３分の１は死亡すると言われる怖い疾患です。

■SAH発症のメカニズム

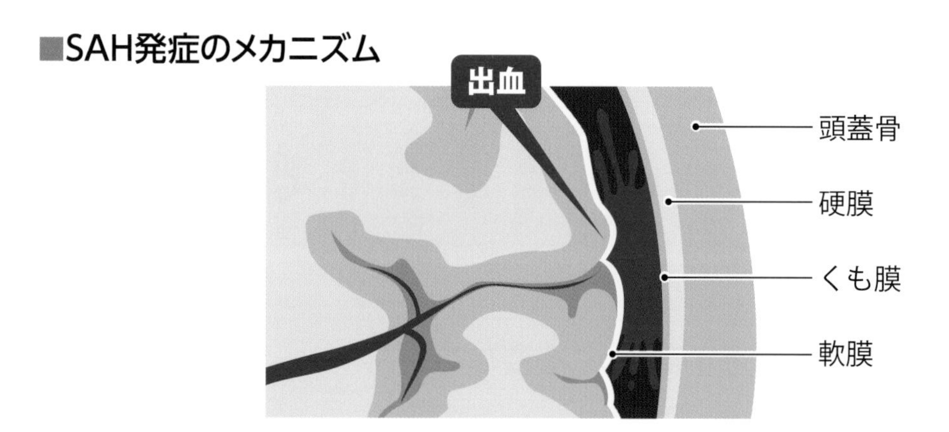

2）特徴

くも膜下出血は，突然の激しい頭痛を訴えることが特徴です。「今までに経験したことのない頭痛だった」と，患者から聞くことがあります。この頭痛は，硬膜にある痛みの受容器が出血により刺激されることで起こります。ほかの症状として，嘔気，嘔吐，出血量が多いと，脳を圧迫して昏睡になることもあります。

3）動脈瘤の形成

動脈は外膜，中膜，内膜からできています。脳動脈瘤は，遺伝などで血管の中膜が欠損して薄くなっているところに，血流の負担がかかることで形成されます。そのため，血流があたりやすい太い血管の分岐部などに動脈瘤ができやすくなります。脳動脈瘤は大きくなると，神経を圧迫して症状が出現することもありますが，出血するまでは，大半が無症状で経過します。急な気温の変化や，多量の飲酒などで血圧が上昇することで破裂し，出血がくも膜下腔に流れ込むことでくも膜下出血となります。

■動脈瘤形成

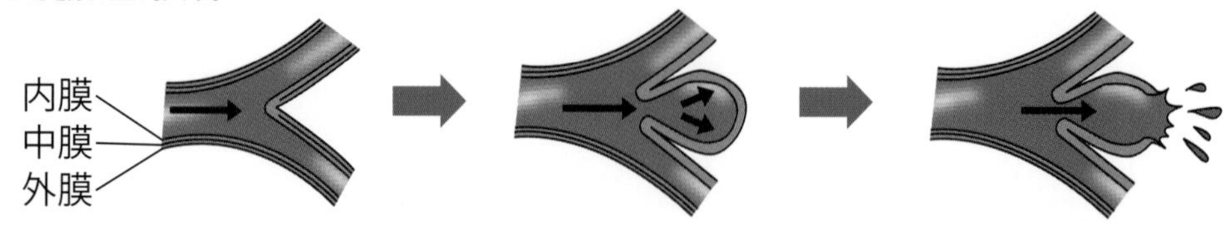

4）脳動脈瘤の好発部位

脳動脈瘤の90%は，内頸動脈灌流域（前半部分）に形成されます。

好発部位	
〈前方循環部位〉	〈後方循環部位〉
①内頸動脈－後交通動脈（IC-PC）分岐部……40%	④脳底動脈（BA）先端部
②前交通動脈（A-com）…………………………30%	⑤脳底動脈－上小脳動脈（BA-SCA）
③中大脳動脈（MCA）分岐部…………………20%	⑥脳底動脈（紡錘状動脈瘤）
	⑦椎骨動脈－後下小脳動脈（VA-PICA）

■中脳レベル　主な動脈の走行

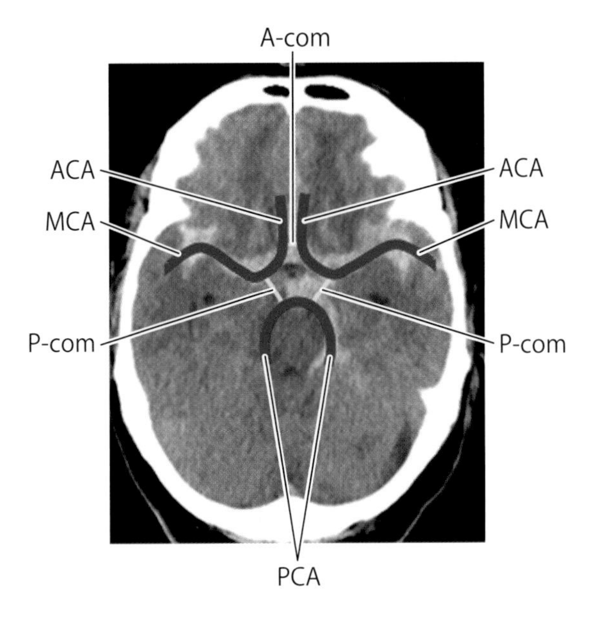

■脳動脈の走行と脳動脈瘤の好発部位

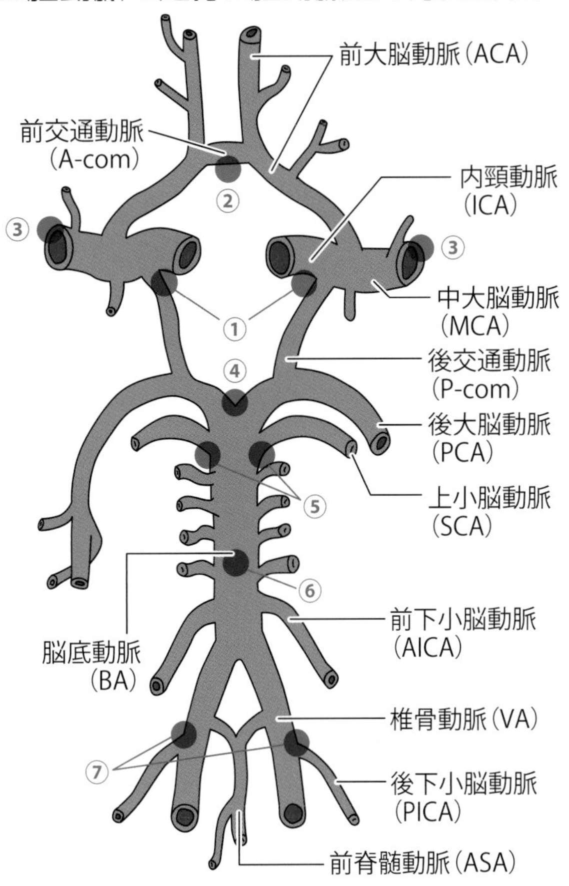

■破裂しやすい因子

サイズ	5 mm以上
形状	Bleb（鶏冠）を有する不整形な形状
習慣	過度な飲酒，高血圧保有，喫煙習慣 ストレス下に多く，血圧が変動する夜間や正午に多い
家族歴	一親等以内の近親者にくも膜下出血を認める場合

5）くも膜下出血の重症度分類

くも膜下出血の重症度分類を行うことで，今後の治療方針の決定，転帰の予測ができます。臨床的重症度は転帰に強く関連し，グレードが高いほど予後不良とされています。

Hunt and Kosnik分類：意識症状や神経症状を基に評価する

WFNS分類：Glasgow coma scale（GCS）により意識レベルを評価し，その点数（GCSスコア）を用いて評価する

■Hunt and Kosnik分類

Grade 0	未破裂脳動脈瘤
Grade I	無症状か，最小限の頭痛および軽度の項部硬直が見られる
Grade I a	急性の髄液あるいは脳症状は見られないが，固定した神経学的失調のあるもの
Grade II	中等度から強度の頭痛，項部硬直が見られるが，脳神経麻痺以外の神経学的失調は見られない
Grade III	傾眠状態，錯乱状態，または軽度の巣症状を示すもの
Grade IV	昏迷状態で，中等度から重篤な片麻痺があり，早期除脳硬直および自律神経障害を伴うこともある
Grade V	深昏睡状態で除脳硬直を示し，瀕死の様相を示すもの

Hunt WE Kosnik EJ. Timing and perioperative care intracranical aneurysm surgery. Clin Neyrosurg 1974；21：79-89.

■WFNS分類

Grade	GCS score	主要な局所神経症状（失語あるいは片麻痺）
I	15	なし
II	14～13	なし
III	14～13	あり
IV	12～7	有無は不問
V	6～3	有無は不問

Report of World Federation of Neurological Surgeons Committee on a Universal Subarachnoid Hemorrhage Grading Scale. J Neurosurg 1988；68：985-986.

6）画像診断

くも膜下出血が疑わしい場合は，まずCTを撮ります。くも膜下出血の診断は，CTで約90％の割合で，脳底層に五角形（ペンタゴン）またはヒトデ型の部分や，シルビウス裂が白く映し出されます（高吸収域）。

CTでくも膜下出血を認めると，次に脳血管造影で動脈瘤の形状，部位，大きさを調べ，周辺血管との位置関係，治療方法の確定を行います。

■中脳レベル

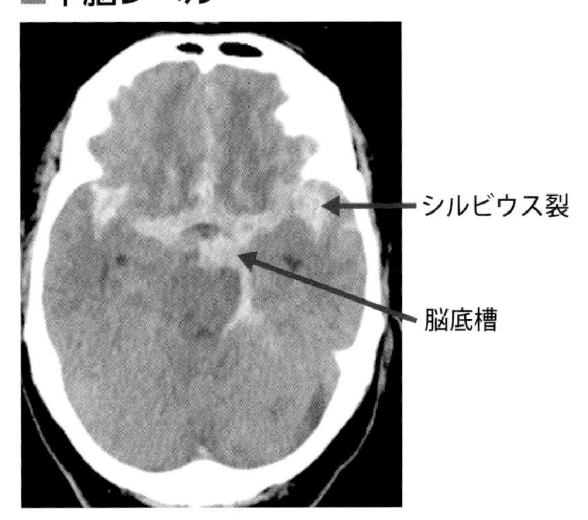

7）治療と看護～搬入から手術まで

手術までに最も重要なことは，再出血を防ぐことです。病院でくも膜下出血と診断された段階では，動脈瘤は薄いかさぶたで止血されています。このかさぶたはもろく，血圧の上昇や線溶系の溶解によって剥がれて，再出血する可能性があります。脳動脈瘤の再出血は，発症から24時間以内に起こりやすく，特に6時間以内に最も多いと言われています。再出血は予後に大きく影響するため，十分な降圧を図り，刺激の少ない環境に整えることが重要です。

①血圧管理

くも膜下出血発症後は，出血による頭痛や交感神経の刺激で血圧が高くなりやすいため，降圧剤を投与し，一定に保つようにします。また，血圧が容易に上昇するようなことは避け，安静を保つことが必要です。

■具体的な降圧目標値

米国心臓協会（American Heart Association）／米国脳卒中協会（American Stroke Association）でのガイドラインでは，収縮期血圧160mmHg未満を推奨していますが，一般的には，収縮期血圧140mmHg以下を目標値としています。くも膜下出血の発症時の血圧の明確な基準はなく，各施設による基準で管理しています。

②鎮痛・鎮静

再出血予防には，積極的な降圧のほかに，十分な鎮痛，鎮静が推奨されています。くも膜下出血発症後は，出血による脳への圧迫で頭蓋内圧が高い状態となっています。頭痛や嘔気が出現するため，鎮痛薬や抗浮腫薬，制吐剤の静脈投与が必要となります。

また，咳嗽や努責時の胸腔内圧および腹腔内圧の過度な上昇，血圧の上昇を防ぐために，鎮静を図ることもあります。尿道留置カテーテルの確保は刺激となるため，鎮静剤を投与してから行います。鎮静の場合，持続的に静脈投与する場合と，適宜投与する場合があり，施設によって使用方法が異なります。

③刺激の少ない環境

大きい音や光刺激，検査台への移動などは患者への不快や不安が増し，血圧が上昇することがあります。そのため，手術待機の間は，ベッド周囲を暗くして，大きな音や声を出さないようにします。検査などで，移動を余儀なくされる場合は鎮静を図る場合もあります。

■使用する主な薬剤

鎮痛目的	ソセゴン
鎮静目的	ジアゼパム，ドルミカム，プロポフォール，フェンタニル
降圧目的	ニカルジピン，ジルチアゼム，ニトログリセリン，ニトロプルシド

8）脳動脈瘤の手術

脳動脈瘤の手術は，開頭クリッピング術とコイル塞栓術があります。くも膜下出血の外科的手術は，出血後72時間以内の早期に行われることが勧められています。また，搬入時にすでに出血後72時間が過ぎている場合は，10日〜２週間ほど鎮静下で待機し，脳血管攣縮期が過ぎるのを待ってから手術を行う場合もあります。

①開頭クリッピング術

開頭して，破裂している動脈瘤をクリップで挟んで止血します。動脈瘤の形状によりコーティング，ラッピング，トラッピング，バイパスを併用した手術があります。特徴は，手術時に血腫も除去できるため脳血管攣縮の予防にもなることや，動脈瘤に直接アプローチができる確実性です。しかし，開頭による創ができること，髄液漏や感染リスクが高まりやすいという点もあります。

②血管内手術によるコイル塞栓術

コイル塞栓術は，鼠径部よりカテーテルを使い，コイルで脳動脈瘤を治療する方法です。手術の侵襲は低く，身体や脳神経への影響が少なく入院期間が短期間であるのが特徴です。

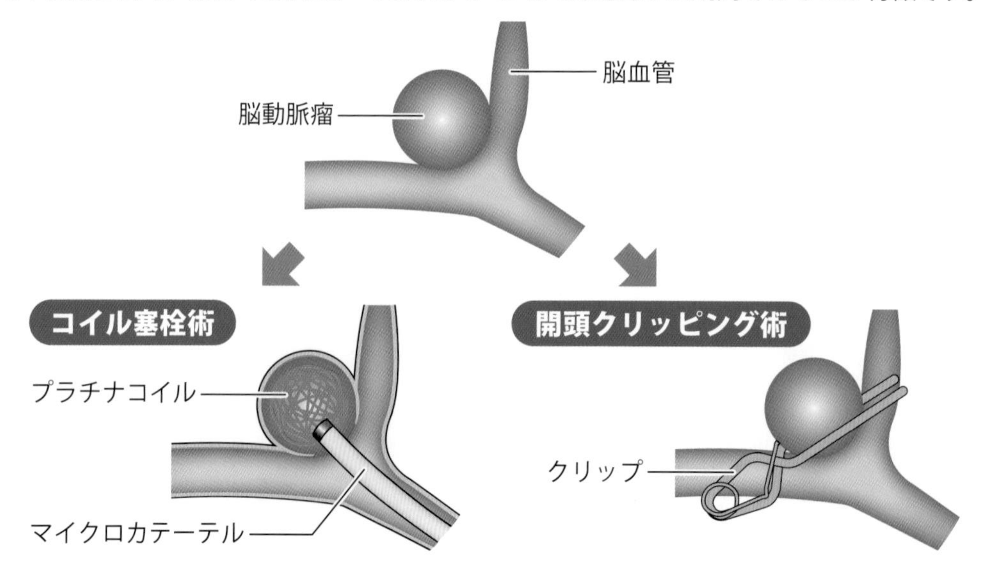

9）脳外科領域のドレーン

術後に挿入されるドレーンは複数あります。挿入部位と目的を理解しましょう。

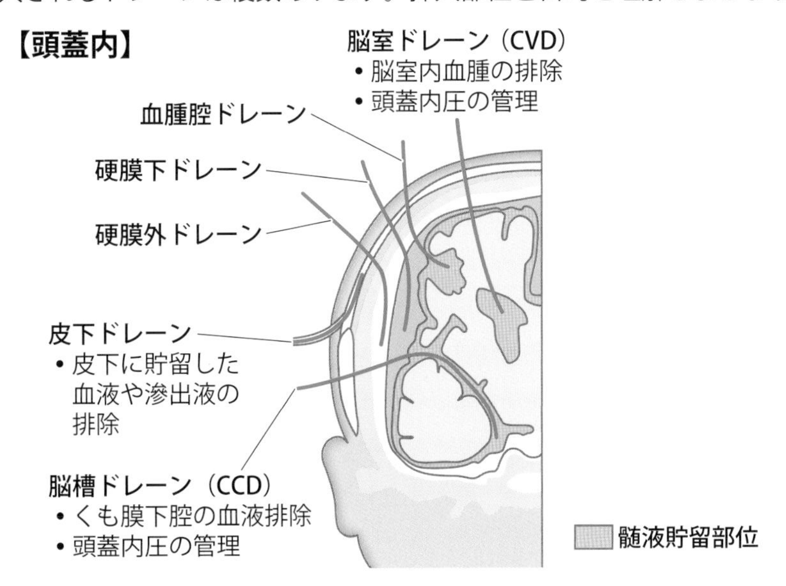

10）脳室脳槽灌流・ウロキナーゼ間欠的注入

手術後からは，脳血管攣縮を予防することが治療の中心となります。

ここで必要な治療は，血管攣縮の原因である血腫の排除と血管拡張を図り，脳血流を維持・改善することです。

脳血管攣縮は血腫が原因とされており，ある程度の血腫は手術中に除去しますが，残存している血腫を洗い流すために行う治療です。脳室ドレーン側より血液溶解剤を注入，または持続的に注入し，脳室ドレーンより髄液と共に排出する方法です。施設によって方法が異なりますが，手術後翌日～２日間程度，血腫の状況を確認しながら行います。治療中は出血やドレーンによるトラブルがないか観察し，治療後はCTで血腫が流れていることを確認します。

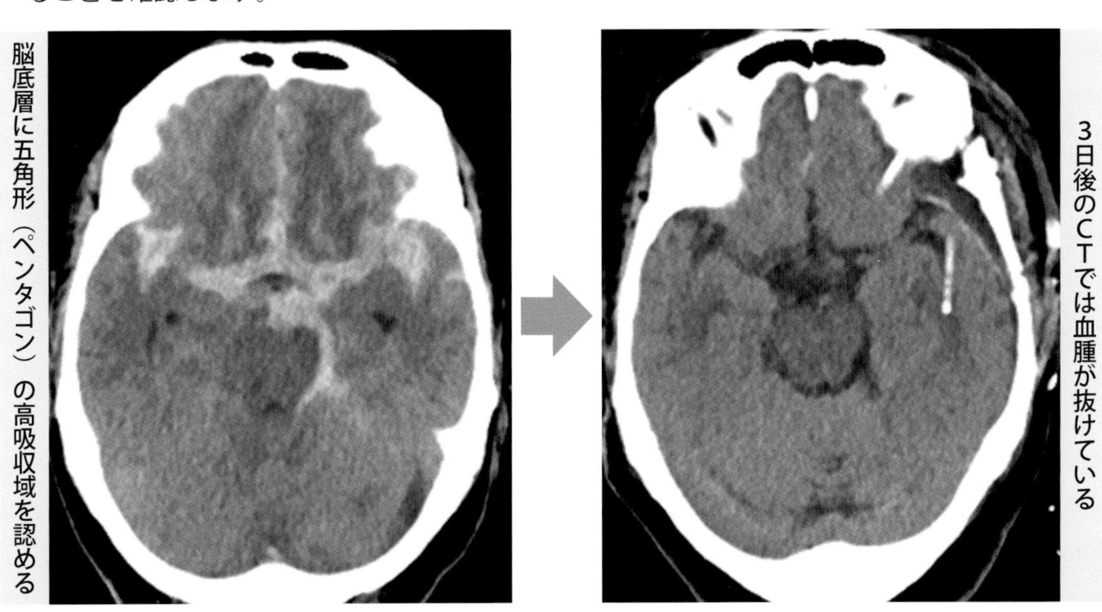

11）術後４～14日間

脳血管攣縮とは，手術後４～14日の間に脳動脈が一過性に縮む現象のことで，この時期を脳血管攣縮期（cerebral vasospasm：スパズム期）と言います。特に８～10日の間がピークと言われています。原因は十分に分かっていませんが，脳動脈瘤が破裂した時に，くも膜下腔に広がった血液が関与しているとされます。攣縮の程度によっては脳梗塞となり，予後に大きく影響するため観察が重要です。

■Fisher分類

- CT画像上の出血量と分布を分類したもので，脳血管攣縮の予測に役立つ。
- Group３からは脳血管攣縮が起こる可能性がある。

	SAHの程度
Group 1	血液の認められないもの
Group 2	血液が淡く，びまん性に存在するか，１mm以下の薄い血液層を形成しているもの
Group 3	局所的に血塊があり，かつ，または１mm以上の血液層を形成しているもの
Group 4	SAHは淡いか全くないが，脳内または脳室内に血塊が見られるもの

■脳血管攣縮の経過

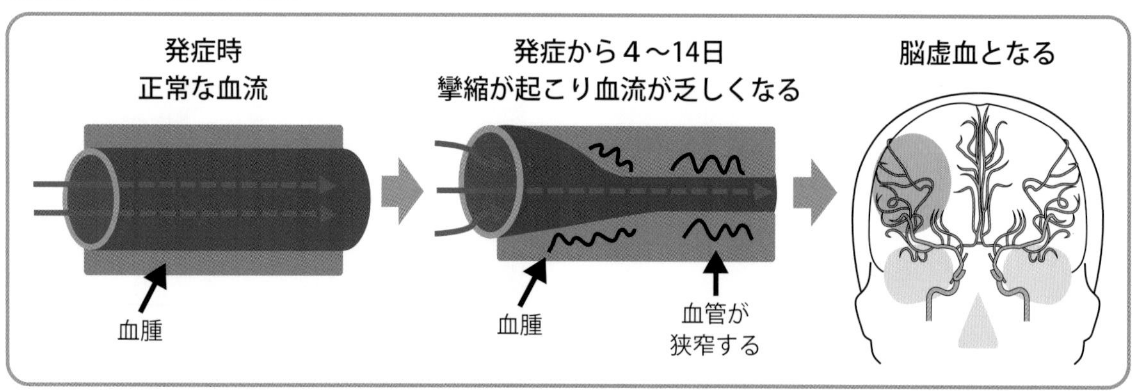

このように脳梗塞が考えられる

12）脳血管内治療

脳血管攣縮が起こった時に，血管に塩酸ファスジル，パパベリンの動注を行う治療や，経皮的血管形成術（PTA）による機械的血管拡張などがあります。

13）髄液の産生と流れについて

血腫は，新しく産生された髄液や灌流液により洗い流されていきます。そのため，術後のドレーンからの髄液の性状は時間の経過と共に変化していくので，髄液の量と性状変化を観察します。

■脳脊髄液の流れ

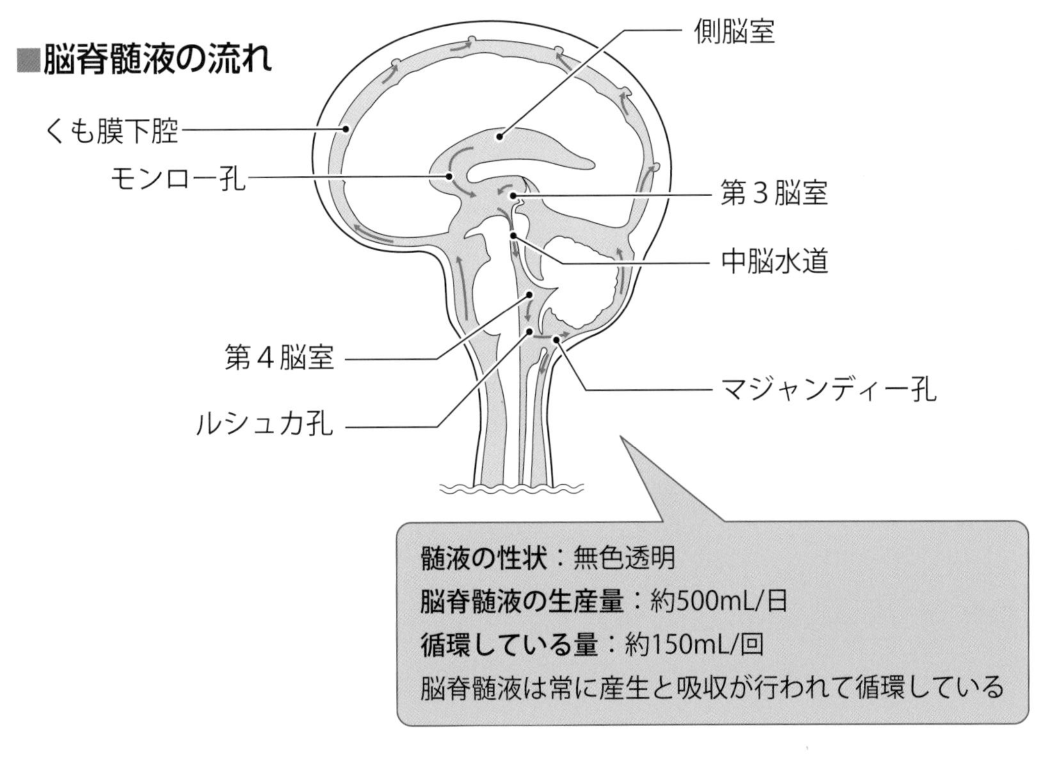

■ドレーンの性状変化

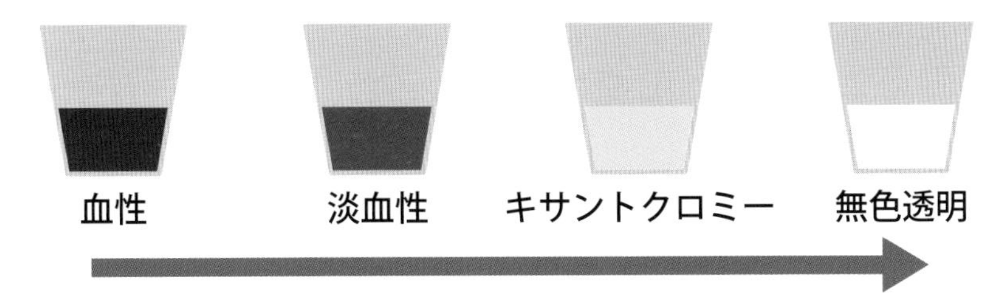

14）薬剤投与と3H療法（triple H療法）

手術後は，塩酸ファスジルやオザグレルの静脈投与を行います。また，脳循環を改善する目的の治療を行います。

3H療法（triple H療法）	
循環血液量増加（hypervolemia）	点滴を通常より増やす
血液希釈（hemodilution）	Ht値を目安に点滴を増やす
人為的高血圧（hypertension）	収縮期血圧を160mmHg程度に上げる

15）低ナトリウム血症

低ナトリウム血症は，尿中にNaが不適切に排泄されることによって起こる電解質異常で，意識障害になることもあり，厄介なことに脳血管攣縮期に起こります。自然軽快しますが，脱水は脳血管攣縮を助長させることもあるため注意が必要です。また，中枢性塩類喪失症候群（cerebral salt wasting syndrome：CSWS）と抗利尿ホルモン不適合分泌症候群（SIADH）のどちらか鑑別が困難な場合があり，データや観察項目を適切に報告することが必要です。

採血データ，尿の性状や量，水分出納バランス，また意識レベルや運動機能などの観察を行い，適切に報告することが必要です。

治療は生理食塩水の投与，フロリネフの内服を行います。

16）その他の症状

①神経原性肺水腫

血中カテコラミンの異常増加により，全身の血管収縮が起こり，肺の血管透過性※が上昇することで起こります。そのため，肺に水分がたまることで肺水腫となります。呼吸状態や痰の性状，胸部写真などの観察が必要です。

※**血管透過性**：血管の細胞と細胞の間にできた隙間から，栄養や水分がたくさん漏れ出てしまう状態。

②たこつぼ心筋症

交感神経緊張による血中カテコラミンの過剰分泌が関与しているとされ，一般的には高齢女性に多く，精神的・身体的ストレスが発症の原因になると言われています。発症後48時間以内に起こるとされ，心電図モニタリングが必要です。

③硝子体出血（Terson症候群），網膜出血による眼球内出血

一過性に視力が低下して，視野が狭くなることもあるので，不安やストレスにならないよう，精神面や安全に十分配慮してかかわることが必要です。硝子体の手術を行うこともあります。

17）発症から15日以降

発症から15日以降は，正常圧水頭症に注意します。くも膜下顆粒に流れ込んだ血液により脳脊髄液の吸収障害が起こり，脳室内に髄液が貯留することで起こります。術後はドレナージをしているため，側脳室に髄液が貯留することはありません。発症から15日前後のドレーン抜去後，もしくは数日が経過してから「意識が変だ」「頭痛や嘔吐を繰り返す…」などの症状で発見される場合があります。ドレーンを抜去したから安心，というわけではありません。ドレーン抜去後，数日間は十分な観察が必要です。

正常圧水頭症の三大徴候		
歩行障害	認知症症状	尿失禁

■治療

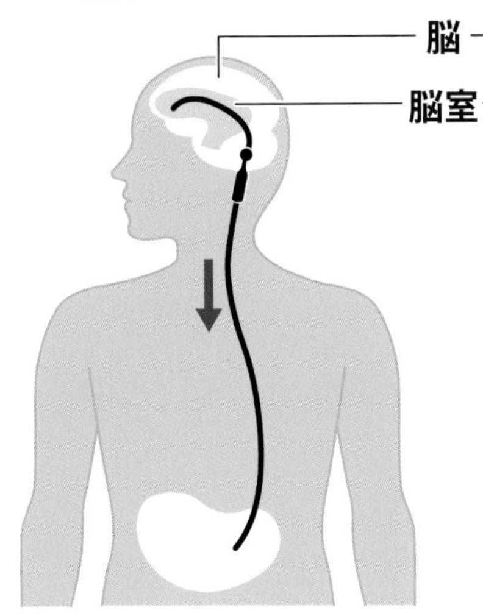

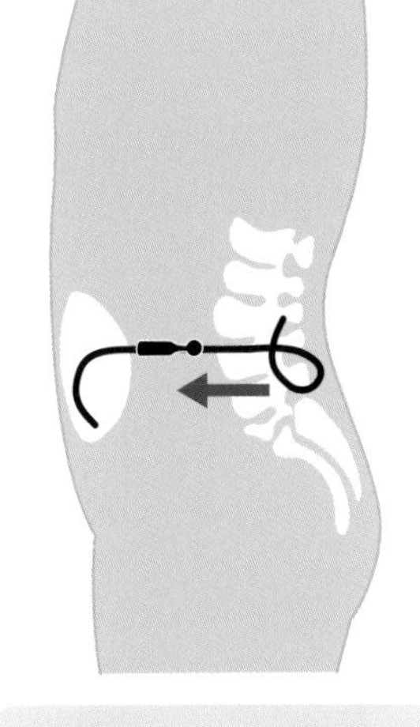

脳室腹腔シャント（V-Pシャント）
脳室から腹腔へ髄液を誘導

脳室心房シャント（V-Aシャント）
脳室から右心房へ誘導

腰部くも膜下腔腹腔シャント（L-Pシャント）
腰部のくも膜下から腹腔へ誘導

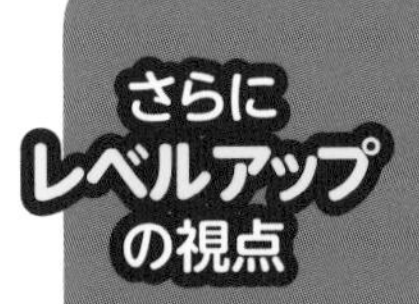

くも膜下出血は時期によって治療が変わります。それぞれの時期の特徴と治療のポイントを整理することが必要です。また，破裂部位によって症状が異なるのも特徴です。脳血管の解剖生理と照らし合わせながら学ぶと，より理解が深まります。

STEP2 よくある症状

1. 頭を痛がっている…なぜ？（頭蓋内圧亢進）

頭蓋内圧亢進は脳ヘルニアを起こす可能性があるため，早期発見や予防を行うことが必要です。そのためには脳の構造をイメージし，起こっている症状について考えることが必要です。

1）頭蓋内圧亢進の主な原因と症状

頭蓋内は，脳実質（80％），血液（10％），髄液（10％）で占めています。この圧力を頭蓋内圧（intracranial pressure：ICP）と言います。普段は5～ 10mmHgで一定に保たれていますが，脳実質の容積増加，髄液貯留，血液増加などで，頭蓋内を構成している割合が変化した時に起こります。

脳実質の容積増加
頭蓋内出血，脳腫瘍，浮腫などの占拠性病変

髄液の増加
水頭症など，髄液の循環障害や吸収障害

血液量の増加
呼吸障害などの血管拡張

→ 頭蓋内圧が亢進する →

- 頭痛
- 悪心・嘔吐
- うっ血乳頭
- その他の症状（クッシング現象，意識障害，瞳孔不同など）

■クッシング現象のメカニズム

占拠性病変により頭蓋内圧亢進が起こる
↓
脳虚血により血液が低下する
↓
交感神経への刺激が起こり，心拍数，末梢血管の収縮による**血圧の上昇が起こる**
↓
血管にある圧受容体が刺激されて，アセチルコリンが分泌される
↓
一回拍出量を多くするために**徐脈となる**

●クッシング現象
急激に頭蓋内圧が亢進すると，徐脈と血圧上昇が起こります。この現象をクッシング現象と言います。

●頭痛
脳にある痛覚感受性組織の偏位や牽引で起こります。脳腫瘍など増大が緩慢な慢性期においては，睡眠した後に頭痛が起こりやすいとされます。これを早朝頭痛と言い，睡眠による二酸化炭素の貯留が血管拡張により起こります。

●悪心・嘔吐
延髄の嘔吐中枢が刺激されて起こります。

●うっ血乳頭
視神経乳頭の浮腫により，盲点が拡大することで発生します。

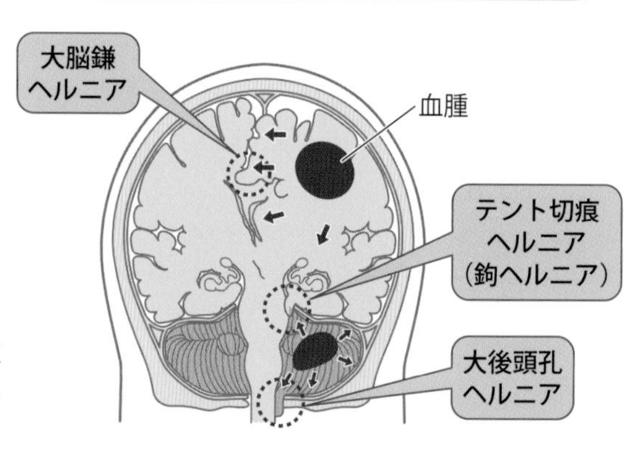

2）脳ヘルニア

急激に頭蓋内圧が亢進すると脳ヘルニアを生じ，部位によっては危機的状況に陥ることがあります。そのため，占拠性病変がどこの部位か，今後脳ヘルニアが生じるのはどの部位なのかを把握することが重要です。

●大脳鎌ヘルニア：左右の大脳を仕切る部分に生じます。
●大後頭孔ヘルニア：小脳の病変により呼吸抑制を生じる最も危険なヘルニアです。
●テント切痕ヘルニア（鉤ヘルニア）：天幕切痕から小脳に陥入すると，意識障害や呼吸障害を来します。

3）治療方法

内科的治療

浸透圧利尿剤の投与：浸透圧により脳の細胞外腔から血管内へ水を引き戻すことで，脳浮腫を軽減します。

外科的治療

①外減圧術

脳浮腫で脳が腫脹している時に，頭蓋骨を一部除去して頭蓋内圧を軽減させる目的で行います。

②内減圧術

脳浮腫での腫脹が強い時，脳の一部を切除して脳内のスペースを確保することで脳ヘルニアを予防する目的で行います。

③脳室ドレナージ

髄液の通過障害や吸収障害により髄液が貯留してしまう場合，ドレーンを挿入することで髄液を排出して圧を下げることを目的として行います。

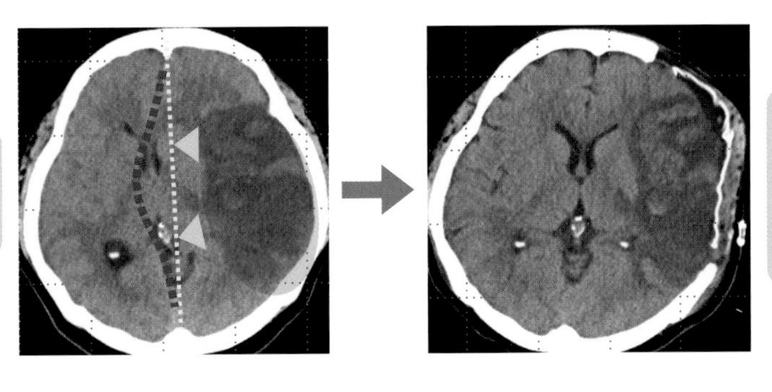

4）看護・観察ポイント

- 頭痛や嘔気・嘔吐がある場合は，局所的神経症状の観察を行い，症状の増悪がないか確認します。
- 脳の静脈灌流を促進させるため，頭部を15 ～ 30°挙上し，頸部の圧迫や屈曲を避ける姿勢を保持します。
- 二酸化炭素が増えて酸素が減少すると，血管が拡張し，血流を増加させて，頭蓋内圧亢進が助長されます。そのため，酸素飽和度や呼吸状態を観察し，適切な酸素投与を行います。
- 高い発熱が続くと脳代謝が亢進し，酸素を多く取り込もうとします。その結果，頭蓋内圧亢進が助長されるため，解熱を図ります。
- 排便時のいきみや咳などにより，胸腔内圧や腹腔内圧が上昇することで，頭蓋内圧を上昇させます。下剤などを使用し，排便コントロールを行うことが必要です。また，吸引時は十分に注意し，適切な技術習得が必要です。

さらにレベルアップの視点

頭痛の訴えは臨床で多く，原因が何かを考え，起こり得る変化を予測する視点が必要となります。

頭蓋内圧は体位変換や吸引などでも助長されるため，適切な管理を行い，進行するリスクを考えたかかわりが必要です。

2. 手足が動かない？（麻痺）

アニメーション② 運動麻痺のメカニズム

アニメーション③ 額にシワが寄る？寄らない？
顔面神経麻痺の考え方

ペーパークラフト① ペンフィールド・カチューシャ

脳神経領域の病棟で勤務していて，患者の手足が動かないといった症状を見たら，それは麻痺と考えてください。麻痺は運動を伝える神経や筋肉が損傷を受けることによって生じますが，特に脳血管障害の場合，「錐体路」が障害されることによって生じます。

1） 錐体路とは何か？

手や足などの筋肉に指令を伝える神経の「路（みち）」を「錐体路」と呼びます。錐体路のスタート地点は，大脳皮質の中でも中心前回と呼ばれるところから出発します。脳の中心溝を境に前側を中心前回，後側を中心後回と言います。

中心前回は運動野と呼ばれ，ペンフィールドの脳地図からも分かるように，手や足などを動かすための指令場所は決まっています。

■中心溝と中心前回・中心後回

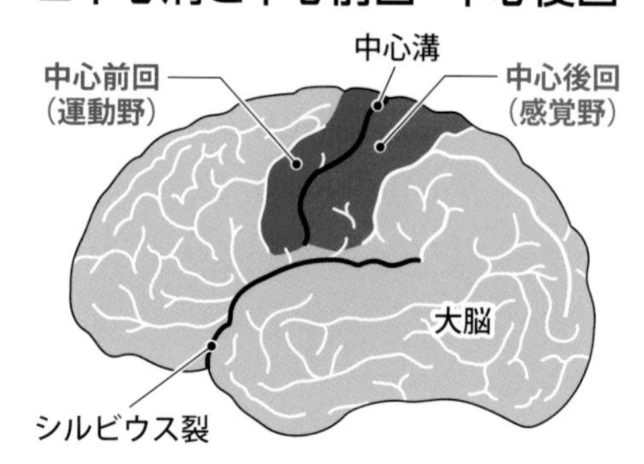

■ペンフィールドの脳地図

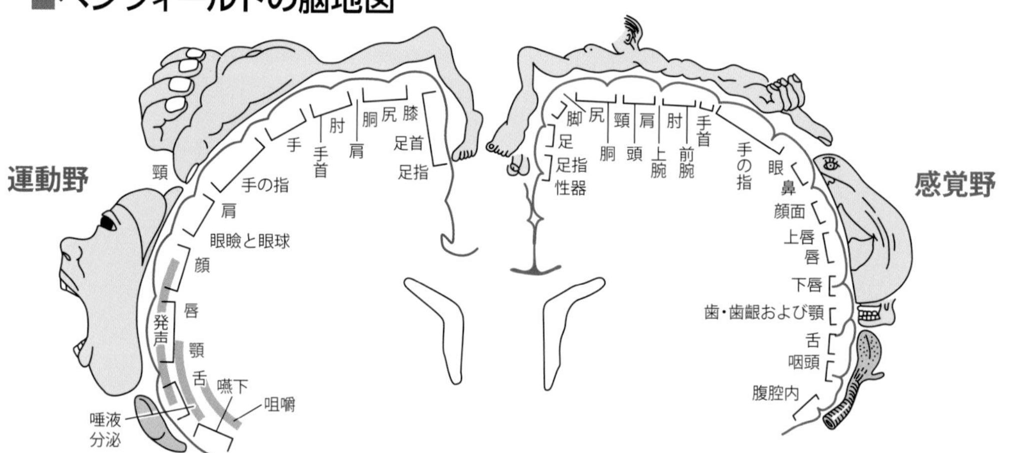

中心前回から出発した無数の神経線維は脳内を下行し，延髄下部で反対側へ移動します。これを錐体交差と言います。これら無数の神経線維は「束」となり，1本の路のようになっています。神経線維は「中心前回」から出発し，「放線冠」「内包後脚」「大脳脚」「橋腹側」を通っていきます。錐体交差した神経路は脊髄側索部を通ります。脊髄側索部からは，刺激を伝える筋肉へ向かう脊髄根へ，神経路が再び路を変えて出発していきます。

中心前回から脊髄側索部→脊髄前角までの経路を，上位ニューロンと言います。脊髄前角部から筋肉へ伝わるまでの経路を，下位ニューロンと言います。下位ニューロンが障害を受けると弛緩性の麻痺となり，臨床でその症状をよく看るのは脊髄の損傷です。脳血管障害で生じる「麻痺」と呼ばれるものは，上位ニューロンの障害によるものであり，錐体路障害とも呼ばれています。

■脊髄断面

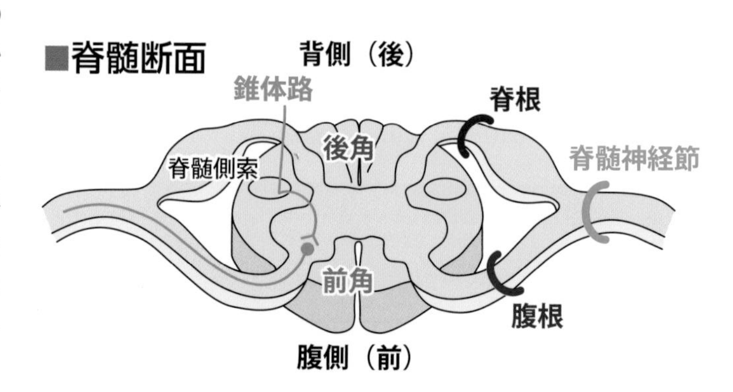

2）錐体路は「運動を伝える専用道路」

前述したように，錐体路は大脳皮質の中心前回から脊髄を通り，運動する筋肉へ伝わる経路です。大脳皮質や脊髄を通ることから「皮質脊髄路」とも呼ばれます。このように錐体路（皮質脊髄路）は筋肉を動かし，さまざまな運動を行うための「路（みち）」を作っていることから，「運動を伝えるための専用道路」とも言えます。しかし，錐体路は大きな運動しか伝えることができません。筋肉が縮めば，当然伸びる筋肉もあります。これら縮んだり，伸びたりする筋肉も，調整がうまくいかないと「ぎこちない運動」となってしまいます。運動を伝えるための専用道路を，縁の下で支える神経路の総称を「錐体外路」と言っています。錐体外路によってうまく調整されることで，スムーズな動きが可能となります。

3）片麻痺と部分麻痺

臨床でも，手や足に強い麻痺が生じたり，半身に強い麻痺が生じたりするなど，患者によってさまざまです。前者を単麻痺と言い，後者を片麻痺と言います。

下図は中心前回から出発した無数の神経線維をイメージしていますが，これら無数の神経線維は放線冠と呼ばれる場所で束になります。ここから錐体路は１本になったように見えます。

■神経線維のイメージ

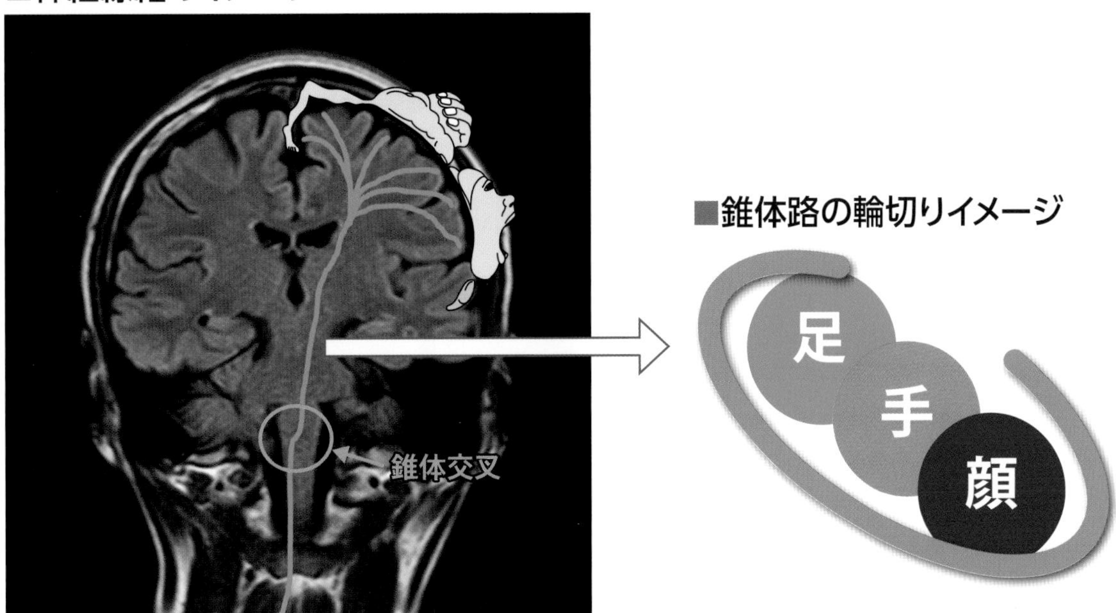

１本のように見える神経線維も輪切りにしてみると，１本１本カテゴリー別に分けられているのが分かります。

この錐体路のすべてが寸断されると，反対側の半身が麻痺してしまいます。しかし，例えば足の部分のカテゴリーのみが障害された場合は，足に強い麻痺が残ることになります。部分麻痺や半身の麻痺など，麻痺の症状が多岐にわたるのは，この運動を伝えるための神経線維は１本ではなく，カテゴリー別に束になっているからです。

3. 瞳孔不同がある（動眼神経麻痺）

アニメーション④ 眼球運動　共同偏視のなぜ
アニメーション⑤ 瞳孔不同は危険なサイン？対光反射の機序

1）なぜ瞳孔を見るのか

脳幹（中脳）の圧迫所見がないか，脳ヘルニア徴候を確認するためです。意識障害や麻痺など，意識レベル低下時に脳に何らかの異常が起こっているのかを評価するため，脳神経領域のフィジカルアセスメントに欠かせないデータです。

2）瞳孔はどのように見る？

光を眉間に当て，瞳孔の大きさ・形・左右差を見ます。２mm以下を縮瞳，５mm以上を散瞳と言います。瞳孔の大きさは，光を当てない時の大きさで評価します。対光反射は，外側から光を当て，収縮の有無を確認します。対光反射の有無を観察することは，動眼神経の神経経路がつながっているかを評価するためです。

正常	2.5 ～４mm
縮瞳	２mm以下
散瞳	５mm以上
瞳孔不同	左右の瞳孔が0.5mm以上の差がある

左右差が１mm以上ある瞳孔不同で，意識レベル低下などの症状もある場合には，脳ヘルニアを疑います。

3）中脳が圧迫されると，なぜ瞳孔不同が出るのか

12神経の中で動眼神経が，瞳孔の収縮の役割を担っています。中脳にはこの動眼神経の核があり，損傷されると瞳孔を収縮できずに散大してしまいます。また，動眼神経は瞳孔の収縮以外の機能もあり，動眼神経麻痺が出現すると，眼球運動障害なども見られます。

■動眼神経（中脳・運動・副交感）

障害されると…

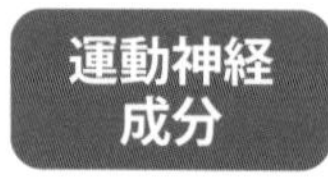

①眼球運動 ➡ 内側へ向けられない
②眼瞼挙上 ➡ 眼瞼下垂

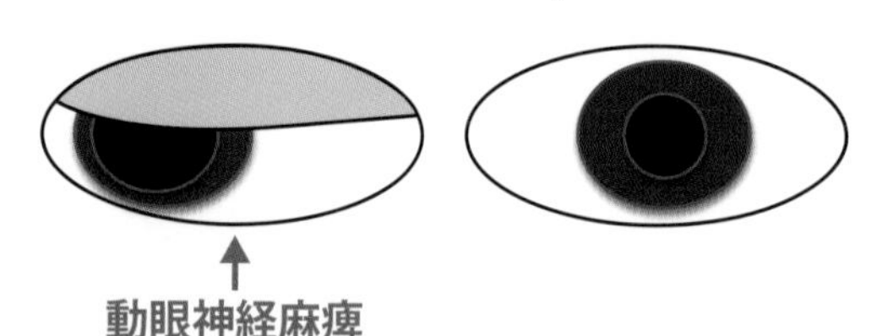

動眼神経麻痺

障害されると…

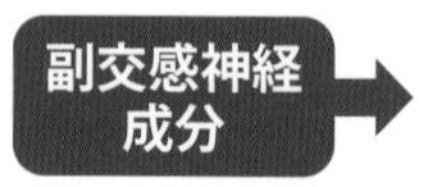

③縮瞳 ➡ 散瞳
④対光反射 ➡ 対光反射の消失

■中脳レベル

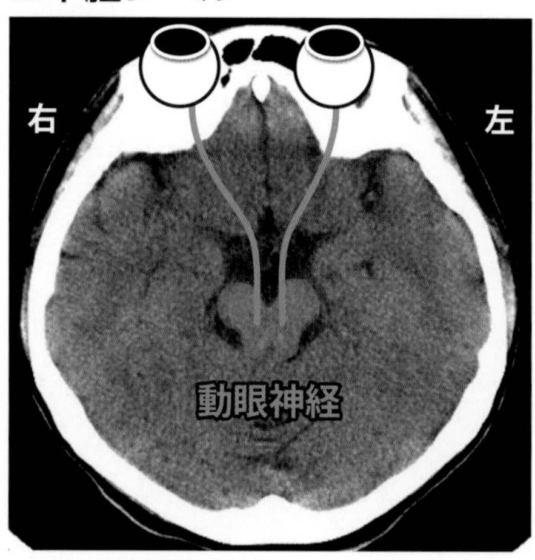

〈正常な動き〉
動眼神経核：中脳
動眼神経は交差しない
右動眼神経＝右眼
左動眼神経＝左眼

4）脳ヘルニアと瞳孔不同

脳ヘルニアは症状が急激に進行することが多いため，神経症状やバイタルサインの変化をキャッチし，速やかに対応しましょう。抗脳浮腫剤の投与や外減圧術など，外科的な治療が必要です。

①瞳孔不同が見られにくい場合

広範囲の脳梗塞や出血により頭蓋内圧が亢進しても，脳幹（中脳・橋・延髄）への影響が少ない場合は，脳ヘルニア状態でも瞳孔不同は見られません。

■帯状回ヘルニア

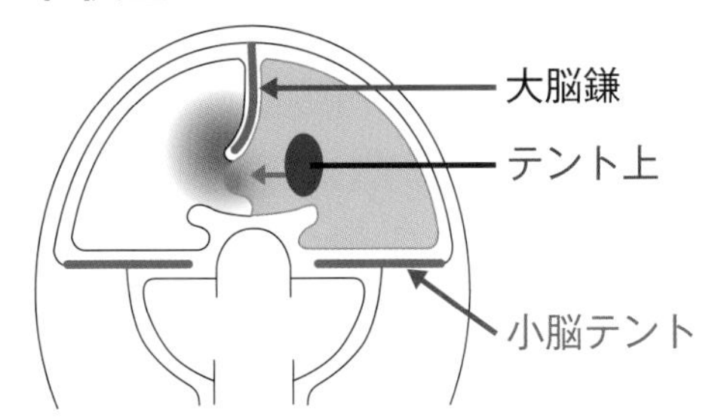

②片側の瞳孔が散大し，瞳孔不同が出現する場合

動眼神経は錐体路とは異なり，左右の交差がないため，損傷側の瞳孔が散大し，瞳孔不同となります。

■テント切痕ヘルニア

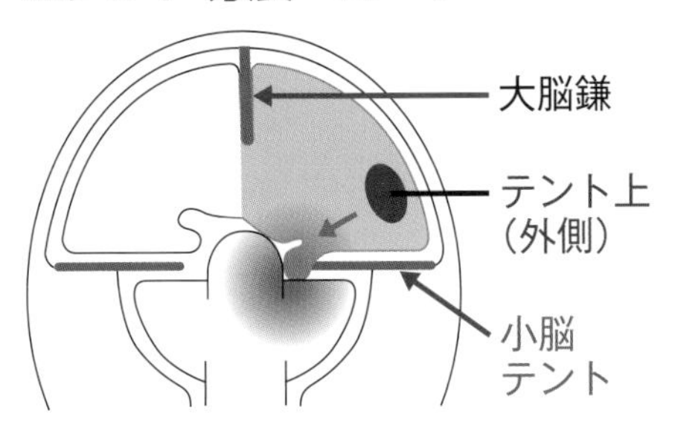

■右瞳孔散大

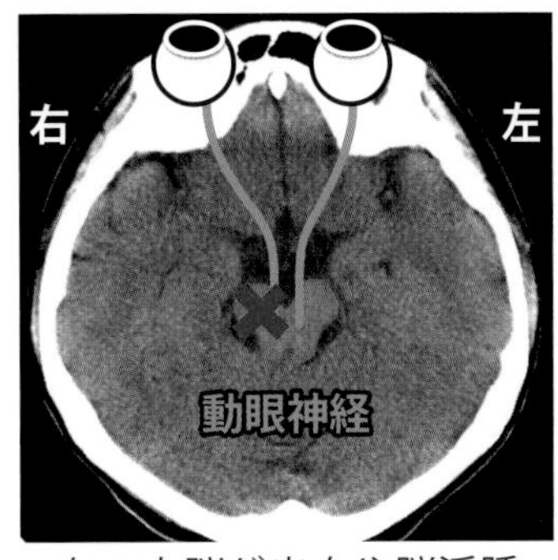

右の中脳が出血や脳浮腫で圧迫される
右瞳孔が散大→瞳孔不同

■左瞳孔散大

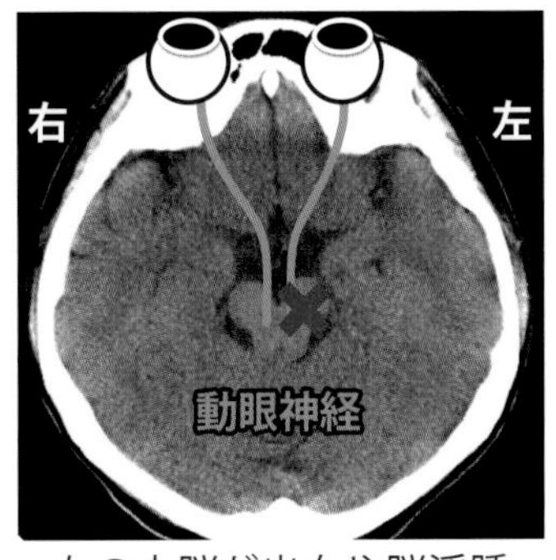

左の中脳が出血や脳浮腫で圧迫される
左瞳孔が散大→瞳孔不同

③両側の瞳孔が散大する場合

両側の動眼神経が圧迫され，脳ヘルニアの中でも危篤なパターンです。脳ヘルニア時は意識障害や麻痺も出現しますが，この場合には呼吸障害や循環障害，除脳硬直などが出現します。

■大後頭孔ヘルニア

■テント切痕ヘルニア（後頭蓋窩病変による）

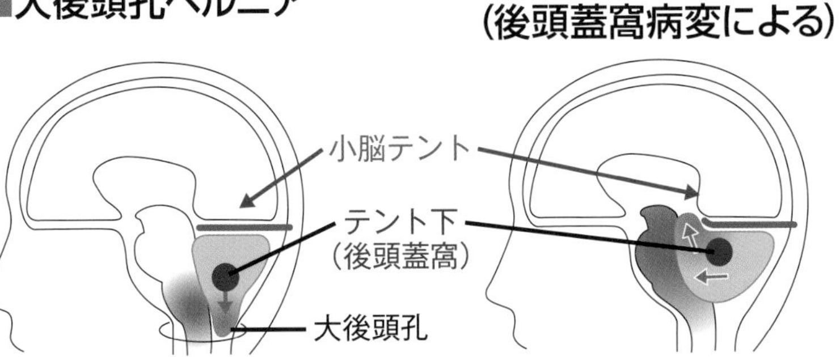

■両側瞳孔散大

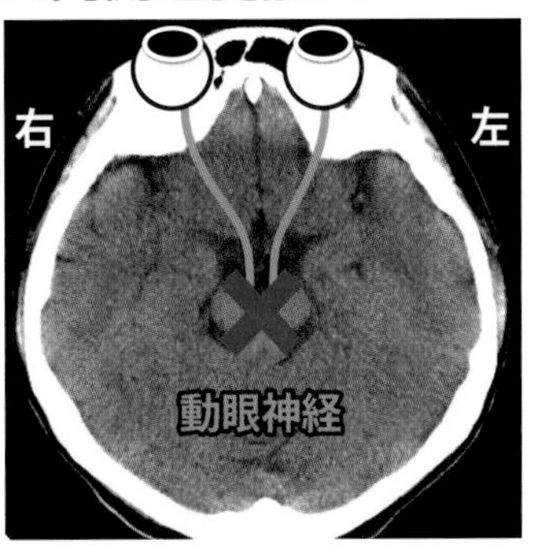

さらにレベルアップの視点

脳ヘルニア以外にも，早急に対応が必要な瞳孔不同があります。それは，切迫破裂（破裂が迫っている状態）の動脈瘤です。内頸動脈後交通動脈分岐部（IC-PC）の動脈瘤が大きくなると動眼神経を圧迫し，瞳孔不同が出現します。速やかに鎮痛・鎮静・降圧を図り，脳動脈瘤の治療を行います。

4. くるくる目が回る（めまい）

1）脳卒中のめまい

めまいは主観的なものであり，麻痺や言語障害に比べると脳卒中を予測することは難しいかもしれません。しかし，脳卒中の発症を知らせているサインの可能性もあるため，観察することが重要です。

2）めまいの原因とメカニズム

私たちは普段，体を動かしても姿勢やバランスを保つことができます。これは，身体にある平衡感覚によってバランスをとっているからです。バランスを保つために，耳や目，足底などから，体の位置や傾き，姿勢などの情報を中脳で統合します。情報は，前庭神経から脳幹，小脳，大脳などに伝えられます。その後，深部感覚となり中枢へ伝えられて，視線や姿勢を変えてバランスを保っています。

脳卒中による障害で，自分の位置感覚などを脳がしっかりと感知できずに処理できなくなった時，バランスが保てなくなり，めまいという症状が出現するのです。

■体のバランスを保つメカニズム

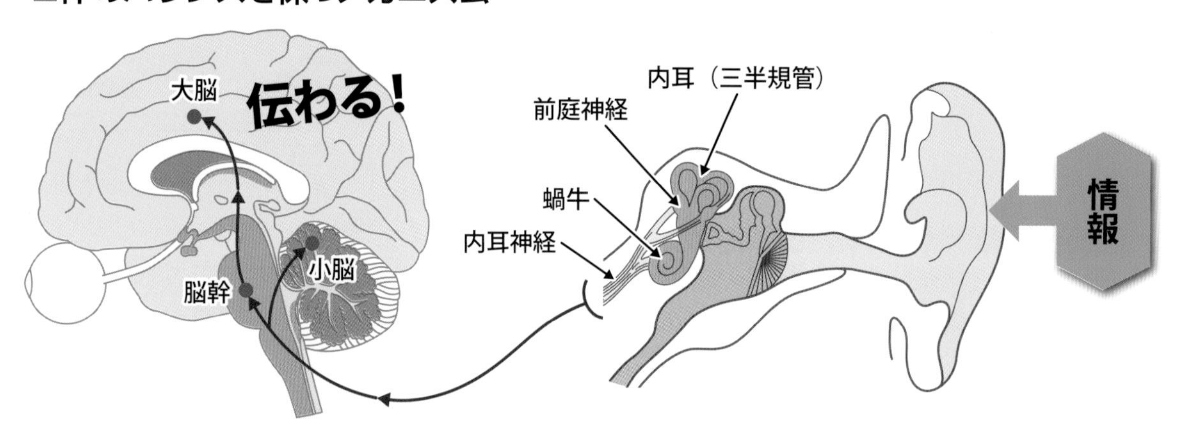

3）めまいは2通りある

「ぐるぐる回っている」「体がフワーっと揺れている」などの訴えがあると思いますが，めまいには，ぐるぐる回っているような回転性のめまいと，体が浮いて揺れているような非回転性のめまいの２通りがあります。脳卒中で起こるめまいの大半は，小脳や脳幹の病変で起こる非回転性のめまい（中枢性めまい）です。

①回転性のめまい（末梢性めまい）

左右の内耳にある三半規管は，身体の位置や回転に関する情報を，前庭神経を介して脳に送っています。そのため，耳鼻科疾患などでどちらかの三半規管が障害されると，この連携が崩れて眼振やめまいを生じます。これが末梢性めまいです。

②非回転性のめまい（中枢性めまい）

三半規管からの情報は，小脳や脳幹で処理していますが，その処理ができなくなるとめまいを生じます。これが中枢性めまいです。

■めまいの主な原因疾患と症状

末梢性めまい	メニエール病，突発性難聴，良性発作性頭位眩暈（BPPV），前庭神経炎
中枢性めまい	椎骨脳底動脈領域の血流障害，脳幹・小脳の腫瘍

4）情報を処理する小脳・脳幹の障害

①小脳

頭痛，嘔気，眼振，四肢の運動失調，平衡障害が出現しやすいですが，小脳では部位によっては症状が不明瞭なこともあるので，画像による鑑別が重要となります。

■後方循環系

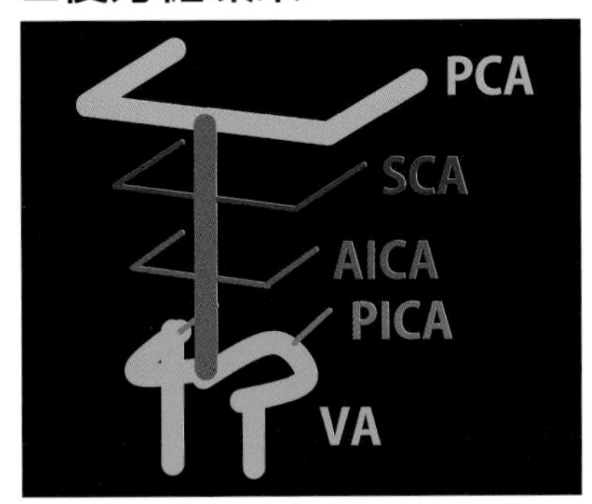

■小脳を分布する血管の影響

小脳上部	上小脳動脈（SCA）	構音障害や四肢の運動失調
小脳中部	前下小脳動脈（AICA）	起立・歩行障害，体幹失調
小脳下部	後下小脳動脈（PICA）	あまり症状は出現しないが，主に中部症状が出やすい

②脳幹

平衡感覚，脳神経核，運動系，感覚系の神経線維が密集しているため，めまい以外にも，複視，構音障害，麻痺などが出現します。

5）看護・観察ポイント

①眼振

めまいの訴えがあった時に，眼振も観察します。眼振とは，網膜に映る像のブレを補正しようと，ある方向に対して，一定のリズムで反復運動を起こす反射的な運動です。めまいで揺れている身体と視線を合わせようとしているために起こります。眼振の有無を観察することで，脳の障害部位を予測することができます。

代表的な疾患では，小脳や橋の脳血管障害などがあります。延髄障害では回転性眼振，橋障害では水平性眼振，回転性眼振，中脳障害では垂直性眼振が見られます。

②めまい以外の症状

脳卒中を発症した場合は，めまい以外にも「言葉が出にくい」「手足に力が入らない」などの症状が出現することがほとんどですので，「めまいがする」という訴えがある場合は，他の症状の観察も行いましょう。

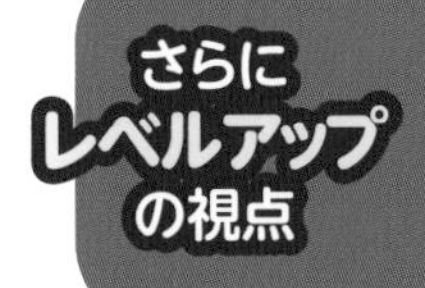

めまいが常にある人は，一時的に症状が治まっても，「ずっとめまいが続いている」ということがあります。「いつから続いていて，一時的に症状は改善するのか」「どれくらい症状が続くのか」など，具体的に聞くと鑑別に必要な情報が得られやすくなります。

5. 物が二重に見える？（複視）

1） 複視とは何か

私たちは普段，１つの物を見る時，同時に左右の眼の筋肉を同じ方向に動かして，その対象をとらえます。この左右の眼の焦点が合わず，二重に見えることを複視と言います。

2） 複視は何のサイン？

複視は片目で見ても２つに見える単眼複視と，両眼で見ても２つに見える両眼複視があり，症状の出方によって原因が異なります。単眼複視の場合は，水晶体や虹彩の障害など，眼の病気が原因となります。両眼複視の場合は，主に眼を動かす神経の経路や筋肉に障害がある可能性があり，脳卒中では両眼複視が多く見られるため，複視がある場合は単眼複視なのか，両眼複視なのかを知ることが必要です。

3） どのようにして物をとらえているのか

両眼が同じ方向へ動く運動を共同性眼球運動と言い，左右に動く水平運動と上下に動く垂直運動，斜め方向に動く運動があります。眼球が同じ方向へ向かない非共同性眼球運動もあり，両眼が内側に寄る輻輳運動と外側に向く開散運動があります。

■両眼性眼球運動分類

共同性眼球運動	水平性（左右に動く）
	垂直性（上下に動く）
	斜め方向
非共同性眼球運動	輻輳運動（内側に寄る）
	開散運動（外側に向く）

4） 眼球を支配している筋肉と脳神経 ～６つの筋肉と３つの神経が関与している

眼球を動かすには，動眼神経（Ⅲ），滑車神経（Ⅳ），外転神経（Ⅵ）の３つの神経が関与しています。これらの神経は脳幹から出て，**内直筋**，**外直筋**，**上直筋**，**下直筋**，**上斜筋**，**下斜筋**の６つの筋肉を動かします。

■外眼筋

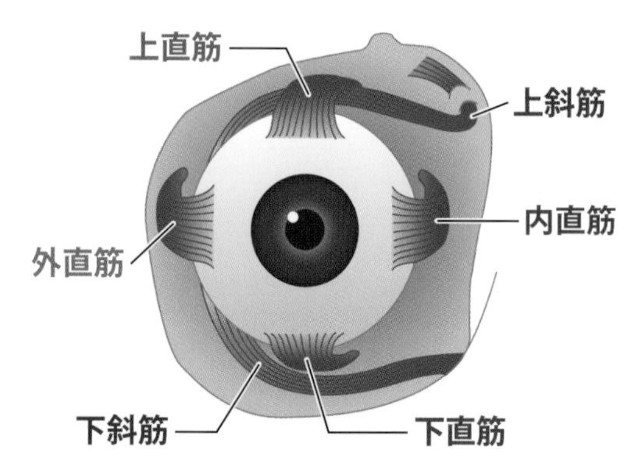

■３つの神経の働きと筋肉の支配

神経	働き
動眼神経（Ⅲ）	**内直筋**，**上直筋**，**下直筋**，**下斜筋**に働きかけ，眼球を上下に動かす 瞳孔を収縮させる（縮瞳），眼瞼を挙上させる
滑車神経（Ⅳ）	**上斜筋**に働きかけ，眼球を内下方へ向ける
外転神経（Ⅵ）	**外直筋**へ働きかけ，眼を外側へ向ける

5）眼の指令はどのように送られているのか

眼を水平に動かすための指令は大脳の前頭眼野から出て，内包膝部を経由して反対側に交叉します。その後，橋下部の傍正中橋網様体（PPRF）に入り，同側の外転神経核と，反対側の動眼神経核の２つのルートに伝わり，外転と内転を同時に行います。

例えば，「右を見る」とします。この時の左眼は内転し，右眼は外転することになるので，２つのルートでの支配で，左眼は動眼神経，右眼は外転神経が同時に働くことになります。図で分かるように，外転神経核は橋にありますが，動眼神経核は中脳にあり，到達するまでの間に，内側縦束（MLF）という場所を通過して動眼神経に至ります。この場所が障害されると，内転するという指令が届かなくなり，正中を向いたままになってしまいます。そのため，左右の視線がずれることで複視となります。

■脳から外転神経までの経路

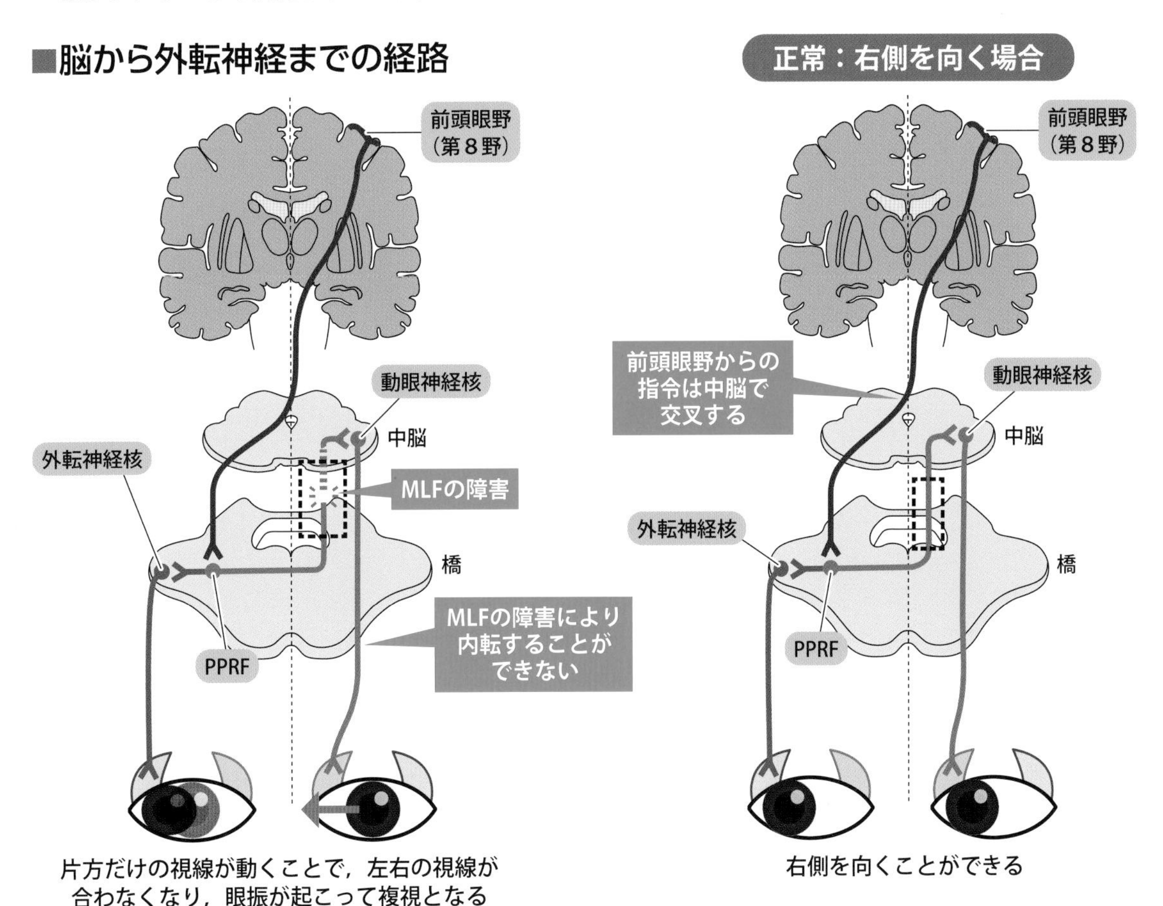

6）複視が起こりやすい疾患

内頸動脈―後交通動脈分岐部動脈瘤による動眼神経の圧迫が最も重要です。脳ヘルニア，脳腫瘍，外傷などでも３つの神経経路が障害されることにより，複視を来すことがあります。

さらにレベルアップの視点

〈観察の仕方〉 複視とは目の見え方であるため，患者自身が日常生活の中で見やすい方法を獲得していきます。そのため，他覚的には分かりにくい症状です。どのような時に症状が強く出るのか，不快になるのかを確認しながらかかわることが必要です。

6. うまく物がつかめない…震える（失調）

手が震えて物がうまくつかめないという症状が見られたら，小脳の障害かもしれません。震えるという症状を訴える患者は臨床でもいます。震える原因にはいくつかあるかもしれませんが，ここでは小脳が病変の企図振戦について解説します。

1）小脳の働きは3つ

小脳には大きく3つの働きがあります。「なめらかな（スムーズ）運動」「姿勢の維持」「平衡感覚」です。震えて物をつかめないという症状は，この中の「なめらかな運動」の障害と言えます。なめらかな運動を指示する小脳の中心は小脳半球です。

■小脳の解剖

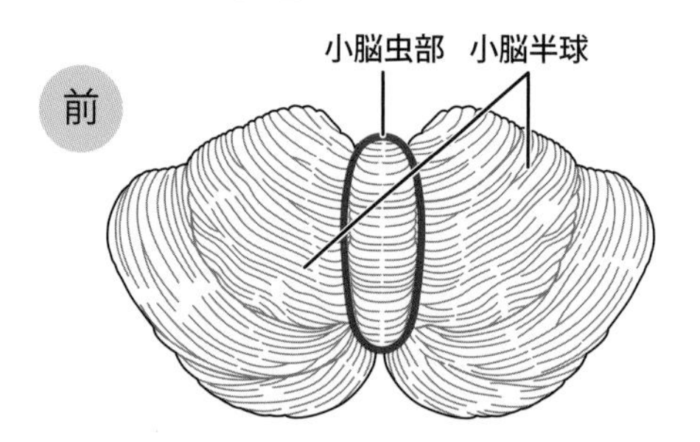

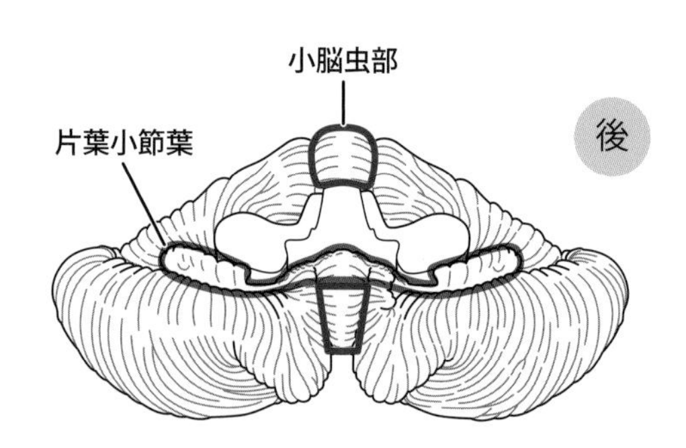

2）右の小脳が障害を受けると，どちらの手足に症状が出るか？

運動のスタート地点は中心前回であり，その運動を伝えるための専用道路が「錐体路」であることはすでに説明しました。

ただし，この錐体路はとても“不器用”で，「動かす」という指令しか伝えられません。例えば，腕を曲げるとします。錐体路は腕を曲げることをしてくれますが，そのほかのことは一切してくれません。どのくらいの速さでどのくらいの強さでなどというように，「どのくらい」という加減をすることができません。

その加減をしてくれるのが，小脳（半球）です。“一人では何もできないけれど，周りに仲間がいれば自信を持って行動に移すことができる”すなわちこの仲間が「小脳」の役割であり，いわゆる縁の下の力持ちです。

3）小脳への入力

「ちょうどよい加減」を調整してくれる小脳が，どのように働いているのかについて記述されている参考書は，あまり見かけません。

大脳皮質（運動前野，補足運動野）から出発した神経路は，橋（橋核）で反対側の小脳半球へ移動します。小脳半球へ移動した神経路は，情報を統合して再び，反対側の視床を経由し，大脳皮質に戻ります。これでようやく「ちょうどよい加減」の運動が可能となります。このように運動を行うにあたり，細かな調整を無意識に行ってくれる回路を「錐体外路」と呼んでいます。

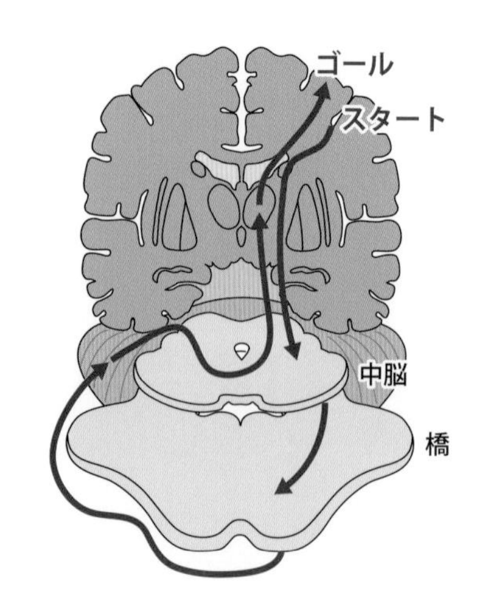

4）錐体外路は実際には存在しない

錐体路の対義語として，「錐体外路」という言葉があります。どの神経線維が「錐体外路」かと聞かれても，「これです」とは言えません。錐体路を陰で支える神経路すべてが錐体外路だからです。その一つがこの小脳との連携回路です。

5）小脳が障害を受けていたらどうなるか？

■正常な場合

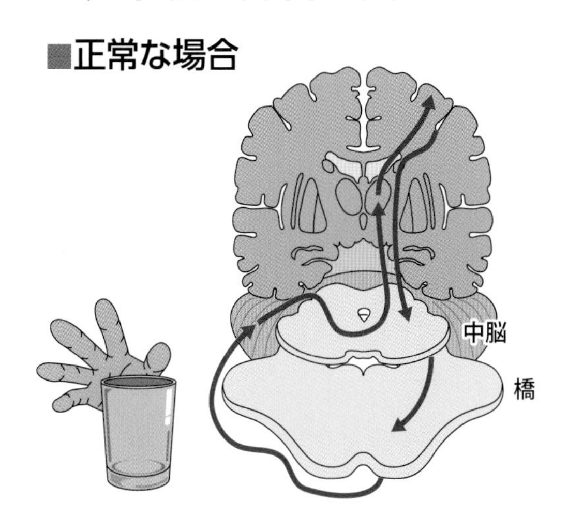

例えば，右の小脳が障害を受けたとします。運動を行うには錐体路が重要でしたが，スムーズな動きをするためには小脳の働きも重要です。

今，右手でコップをつかもうとしています。右手でコップをつかもうとする時には，左の大脳皮質から運動の指令が出発します。その前に「ちょうどよい加減」でコップをつかむことができるように，大脳皮質と小脳が連携します。前述したように大脳皮質（運動前野，補足運動野）から出発した神経路は，下行して橋（橋核）で反対側の小脳半球へ入力します。反対側の小脳半球で「コップを右手でちょうどよい加減」でつかむように情報が統合されて，中脳の上小脳脚を通り，もう一度反対側の脳へ移動します。その後，視床を経由して大脳皮質に再び戻ります。小脳からの指令を受けて錐体路が動き出し，「右手でコップをつかむ」ことができます。

■右の小脳が障害されている場合

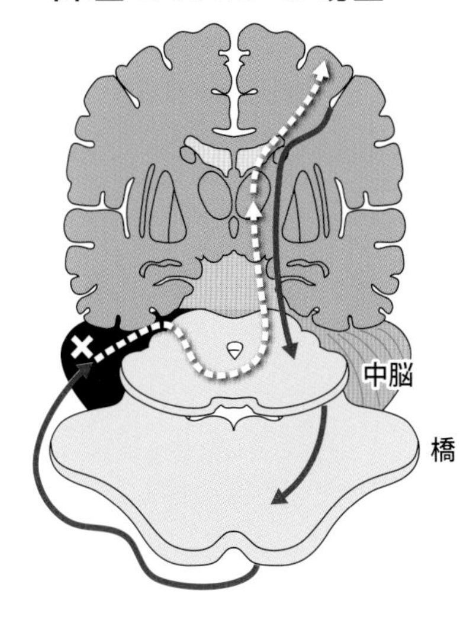

しかし，今は右の小脳が障害されています。この場合，小脳に入力した情報は「ちょうどよい加減」という情報を統合することができなくなります（白い点線部分）。

■失調症状

“縁の下の力持ち” 的な小脳の役割を失ったまま，錐体路はコップをつかむしかなくなります。錐体路は運動を伝えることはできますが，自信を持って運動を伝えることができなくなり，手が震えてしまいます。これを「調節を失う」と書いて失調と呼びます。

右の小脳が障害された時に，右側の失調症状が出る（小脳障害部位と同側の症状）のはこのためです。

7. 飲み込めない…むせてしまう（嚥下障害）

口の中でずっとモグモグして食べ物をため込んでいる患者は，飲み込めないという症状があるかもしれません。飲み込めない理由の中には，「失行」という高次脳機能障害もあります。失行は運動機能が問題ないにもかかわらず，目的とする動作ができないという状態です。ここではこの「失行」による飲み込めないではなく，麻痺に伴う「飲み込めない…むせてしまう」の嚥下障害を解説します。

1）嚥下５期

人の摂食および嚥下は，「先行期」「準備期」「口腔期」「咽頭期」「食道期」の５期に分けることができます。この５期に何らかの問題が発生していないかを確認すると同時に，言語聴覚士と連携し協働する必要があります。

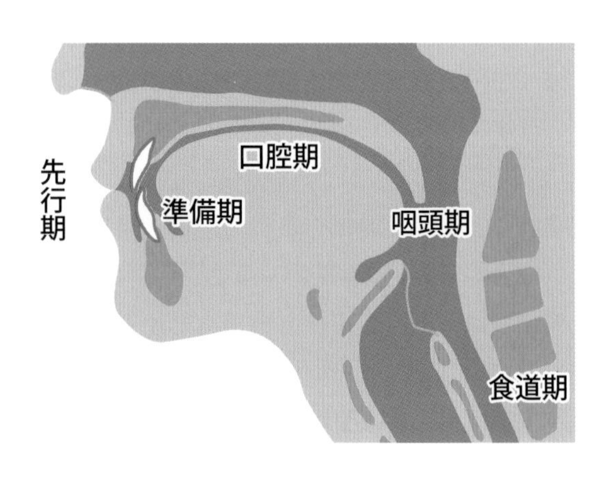

①**先行期**：食べ物を認識する。

②**準備期**：食べ物を歯や舌などを使用して細かくする。また，唾液と混ぜ合わせることで飲み込みやすい形に整える。これを食塊形成と言う。

③**口腔期**：食塊を舌の動きによって，咽頭へ送る。

④**咽頭期**：咽頭まで送られた食塊を食道まで送り込む。この時，嚥下反射が起こる。

⑤**食道期**：食道まで流れてきた食塊を胃へ送り込む。

2）嚥下５期の観察および看護のポイント

先行期は食べ物を見て，匂いを感じる時期です。おいしそうな食べ物を見ることや匂いを感じることで唾液が分泌され，その後の食塊形成の準備をします。覚醒度の拡大はもちろんですが，目で見て楽しい，おいしいと思えるような食事の工夫も必要です。

準備期は咀嚼し，唾液と混ぜ合わせることによって食塊を形成する時期です。歯や頬の内側の動きによって効率的に咀嚼され，それらが舌の動きによってちょうどよい一塊（ひとかたまり）の食塊になっていきます。舌や顔面の麻痺がある場合は，食塊をうまく形成することが困難となり，嚥下しにくい形態となってしまいます。歯はしっかり残存しているのか，咀嚼するのに耐えられる歯の状態なのか，舌の動きや頬の内側の感覚などを観察します。また，唾液が分泌しやすい状態にしておくことも重要です。

口腔期は形成した食塊を舌や頬内側の力を利用して，喉の奥の方へ送り込む時期です。準備期同様，舌や頬の筋肉の動きが悪いとうまく喉の奥へ送り込むことができません。

咽頭期は食塊を食道に流し，胃へ送り込むための嚥下５期の中でも重要な時期です。嚥下反射がスムーズに行われることで，食道に食塊が流れ込みます。

3）咽頭期（飲み込む）の機序

喉（咽頭）の奥まで食塊が来ると，嚥下反射が起こります。嚥下はとても複雑な機序で動いています。この反射には舌咽神経と迷走神経が関与していますが，これらの神経もまた同様に，大脳皮質の運動野から刺激がスタートし，動き出します。

まずは舌によって前方部分を閉鎖します（①）。舌咽神経は主に咽頭（軟口蓋）の挙上を行います。軟口蓋が挙上することにより，鼻腔側が閉鎖されます（②）。

咽頭部の奥まで食塊が来ると，喉頭蓋が閉じます。喉頭蓋は舌骨が挙上し，喉ぼとけも同時に挙上することにより，喉頭部分が閉まります（③）。

公園でよく遊んだシーソーを思い出してください。シーソーの左側を喉ぼとけ，右側を喉頭蓋とします。左側に乗っている舌骨を引っ張り上げると，シーソーの左側が上に持ち上がります。では，その反対側の喉頭蓋はどうなるかというと，下に下がります。これが喉頭部分に蓋をする機序となります。口腔期や咽頭期には，アイスマッサージや嚥下体操などたくさんのリハビリテーションがあります。ここも言語聴覚士や他のセラピストと協働しながら，患者の疲労具合を確認しながら介入します。

食道期は食塊を胃へ送り込みますが，この時食道の蠕動運動によって移動します。逆立ちをして食べ物を食べても胃に送られるのは，この蠕動運動のためです。また，食道括約筋により胃に送り込まれた食塊が逆流しないように，横隔膜部分で閉じられています。しかし，この食道期に問題が生じると食べ物が逆流し，嘔吐してしまいます。このような時は食後，少なくとも30分は横にならないなどのケアが必要です。

■口腔期

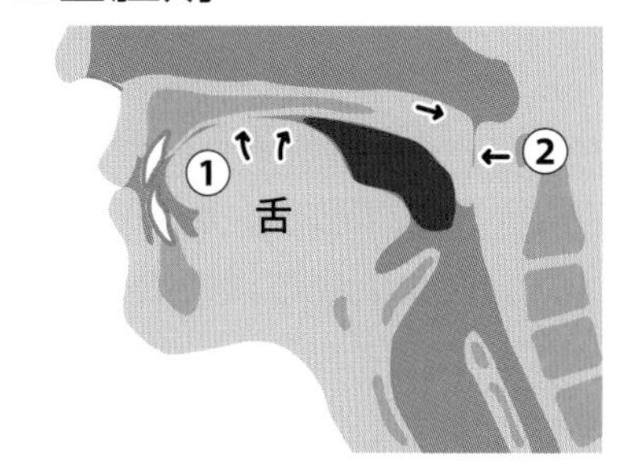

①舌を上顎に押し付け前方を閉鎖
②軟口蓋で鼻腔側を閉鎖

■咽頭期

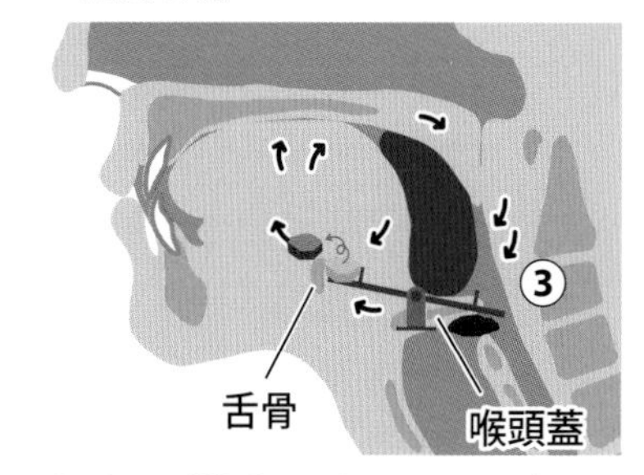

③舌骨が筋肉を引っ張り上げることで喉頭蓋が閉じる

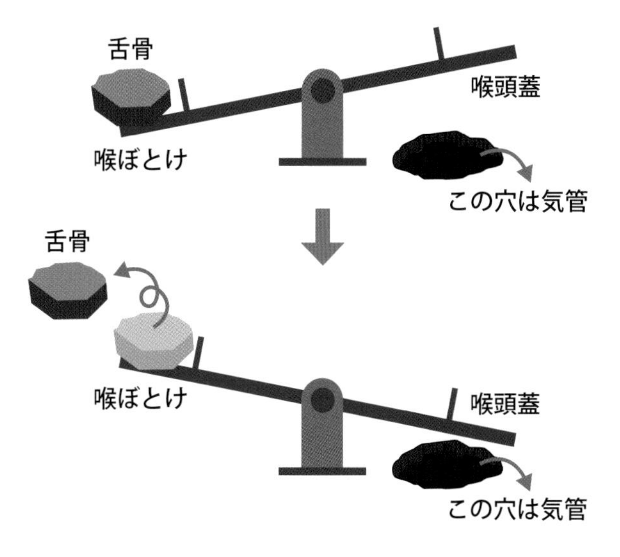

参考文献
後藤一貴他：「口腔期嚥下失行」が疑われた１症例，耳鼻咽喉科展望，Vol.57，No.４，P.198～204，2014.

8. 言葉が出ない（失語）

アニメーション⑧ 失語を少し深めよう！
脳の中で何が起きている？

1）失語症状がある？

「失語＝話すことができない」と思い込んでしまいがちですが，失語症は「話す」という機能のほかにも，「聞いて理解する」「書く」「読む」のいずれか，もしくはすべてに影響が出ることです。ここでは，代表的な運動性失語，感覚性失語，伝導性失語を紹介します。

①運動性失語（ブローカ失語）

ブローカ野は，文字と言葉をつなげて文章にする部分です。運動性失語は，ブローカ野が損傷されると起こります。言葉の理解はできても，思うように言葉や文章で表出できなくなります。しかし，声が出なくなるわけではありません。あくまで発声は運動神経が関連し，口唇や舌を動かすことで声となります。それらが障害され，発語が不明瞭な場合は，失語ではなく構音障害と考えます。

聴覚理解○　発語×
理解はできるが，話すことができない

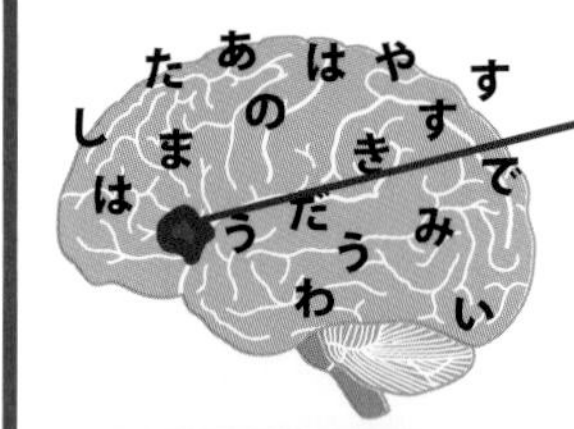

ブローカ野
文字をつなぎ合わせて言葉を作る場所
声は出るので発語は保たれる

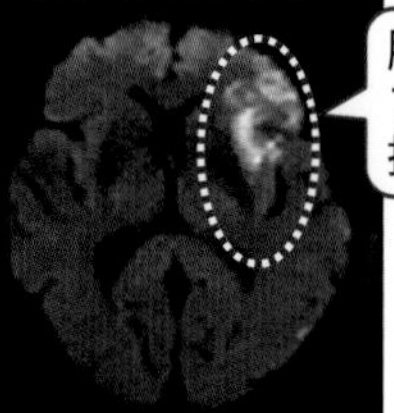

脳梗塞によるブローカ野の損傷

名前を言えますか？

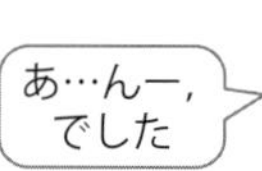

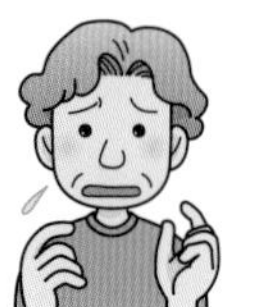

②感覚性失語（ウェルニッケ失語）

耳から入る音は，まず一次聴覚野とその周辺の組織で，音として認識されます。次に登場するのがウェルニッケ野で，音を言葉として変換します。そのため発声はできますが言葉を理解できず，正しい返答や訴えの表出ができなくなります。言葉の間違いなどがあっても，患者は間違いに気づいていないことが多いです。

聴覚理解×　発語○
理解はできないが，話すことはできる

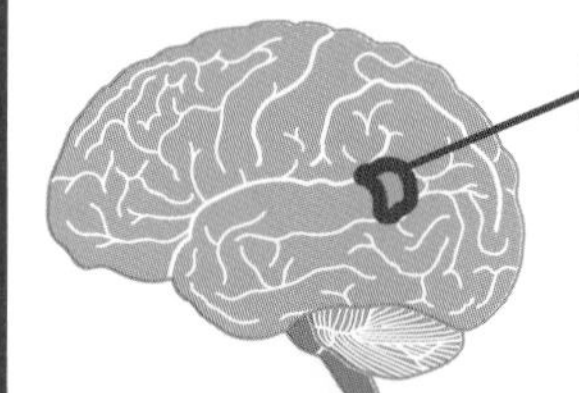

ウェルニッケ野
音を言葉に変換して理解する場所

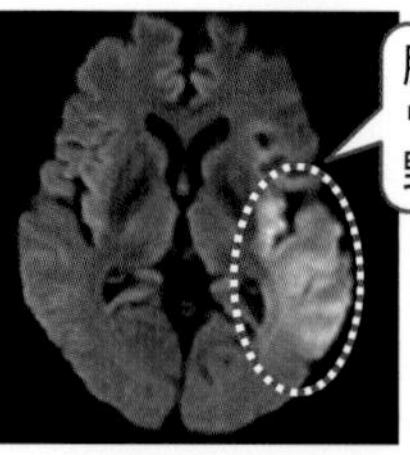

脳梗塞によるウェルニッケ野の損傷

ここは病院ですよ。分かりますか？

○×●■※

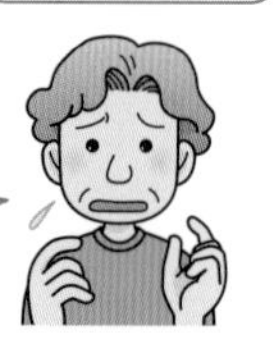

③伝導性失語

ブローカ野とウェルニッケ野の連携を図っているのが弓状束という弓のような神経線維です。そのため，ブローカ野とウェルニッケ野それぞれの損傷はなくても，そこをつなぐ弓状束が損傷を受けると物の復唱ができず，「失語なのかな？」と思わせるような症状を呈します。

復唱×　聴覚理解○　発語○
理解も発語もできるが，復唱ができない

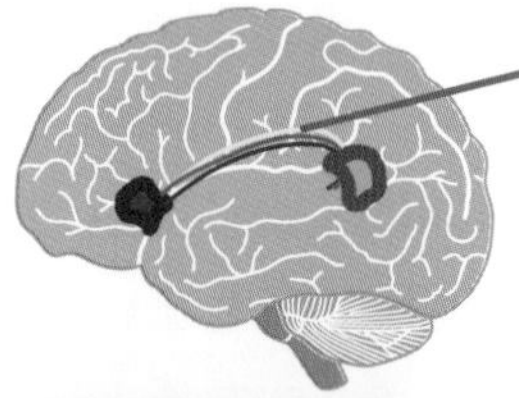

弓状束
ウェルニッケ野で理解した言葉を，超高速でブローカ野に伝える弓のような神経部分

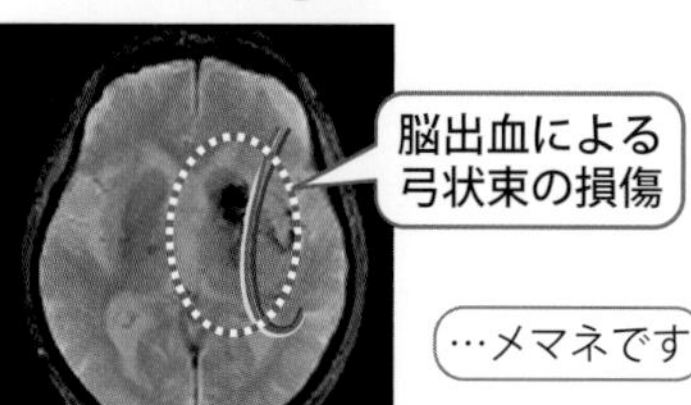

これはメガネです

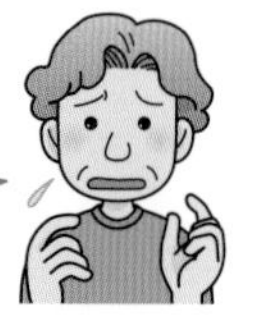

2）言語中枢に関連の深い血管

言語中枢は，右利きの人で95％以上が左脳に存在します。左利きの人は右脳に言語中枢がある場合もありますが，半数以上は左脳です。

失語に関連の深い脳血管は中大脳動脈ですが，本幹（M1）から２本（M2）へ分岐していくため，どこで詰まるかによって失語の種類や重症度も異なります。

■中大脳動脈（MCA）

前大脳動脈
ACA

運動性失語
上行枝（M2）

中大脳動脈
MCA

下行枝（M2）
感覚性失語
伝導性失語

MCA本幹の閉塞（M1）
⇒重度の失語や麻痺が出現

内頸動脈
ICA

3）失語症の検査

①SLTA標準失語症検査

26項目の検査で「聞く」「話す」「読む」「書く」「計算」を評価します。

②WAB失語症検査

自発話，話し言葉の理解，復唱，呼称，読み，書字，行為，構成の８つの主項目を38の検査項目で評価します。

4）失語症患者でもコミュニケーションを図ることができる

アメリカの心理学者アルバート・メラビアンの研究結果では，「話し手」が「聞き手」に与える影響は，視覚情報では次のような結果が得られました。

- 見た目，身だしなみ，表情（視線）など………55％
- 聴覚情報…声の性質・大きさ・速さ（テンポ）…38％
- 言語情報…話す言葉そのものの意味……………７％

コミュニケーションを図る上では，言葉による影響が大きいと思う人も多いかもしれませんが，この結果から相手に与える影響として，「言語情報」はわずか７％です。

つまり，相手に与える印象は「非言語」の部分が９割以上を占めているということになります。

失語症患者の評価・かかわり

①患者の身になり，コミュニケーションを図る
②障害された面，温存されている面を理解する
③長文や複雑な言葉は使用しない
④ジェスチャーや物を見せるなど，視覚刺激も取り入れる
⑤コミュニケーションに集中できる環境調整を図る

●次の順番に沿って評価する

発語⇒聴覚的理解⇒呼称⇒復唱⇒読み・書字

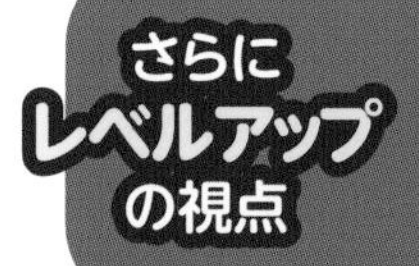

失語症患者とのコミュニケーションにつまずくことは，臨床でもよく経験します。一番，もどかしい思いをしているのは患者本人であることを忘れずに，思いやりの気持ちとアイコンタクト，スキンシップ，ゆとりのある環境調整を図ると，解決の糸口が見えてくるかもしれません。

アニメーション⑨
半側空間無視とそのアプローチ方法

9. 右側ばかり向いている。食事を半分食べ残す（半側空間無視）

1）半側空間無視（unilateral spatial neglect：USN）とは

半側空間無視は，脳の損傷の反対側に掲示された刺激に反応したり，注意を向けたりするのに失敗することで，その失敗が感覚障害や運動障害のためであるとみなすことができないものであると言われています。脳の損傷部位としては特定の場所は限定できず，広範囲の脳損傷では多くの症例で見られます。しかし，左脳と右脳では空間認識の機能には差があります。空間認識は，右脳の方が機能的に優位です。

このようなメカニズムから，臨床においても結果的に右大脳半球損傷に伴う左半側空間無視が多いとされています。患者目線から考え，症状の理解とかかわりやリハビリテーション方法を個別に検討していく必要があります。

■正常な機能

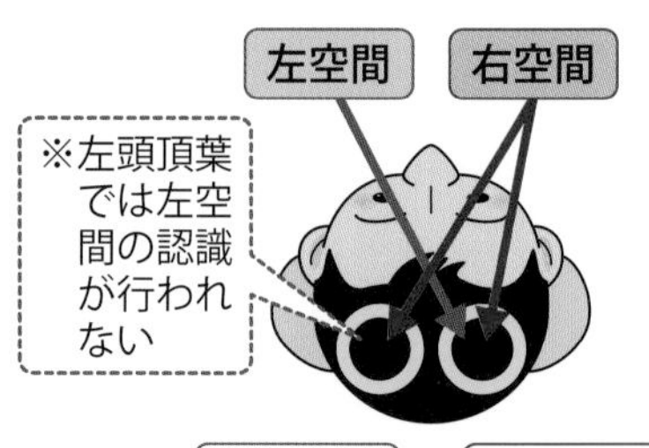

■左大脳損傷

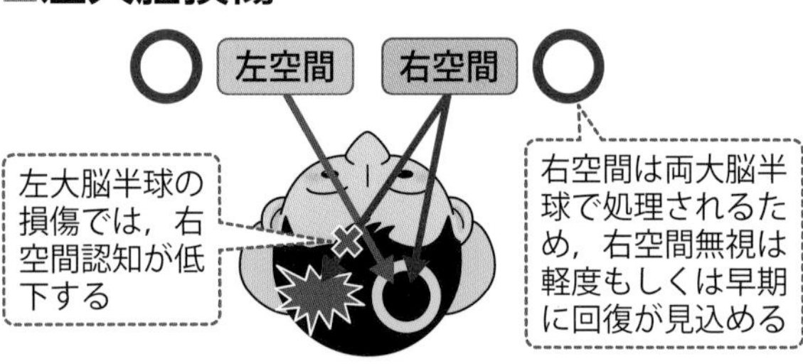

■右大脳損傷

左空間
右空間
右の空間認知は，左大脳半球でも可能
最終的に左半側空間無視
右大脳半球の損傷では，左右とも空間認識が低下する
左大脳半球
右大脳半球

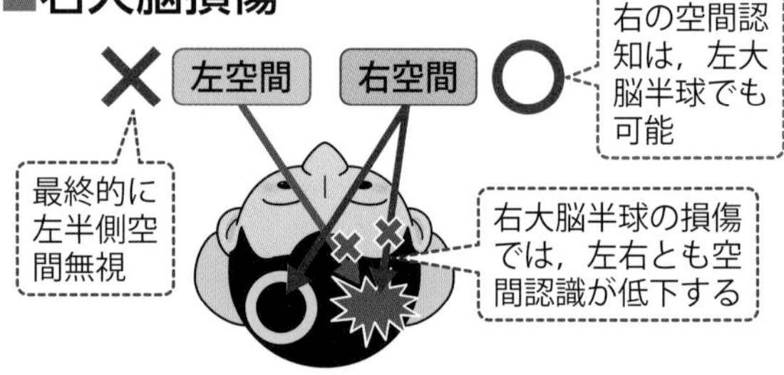

2）半盲と半側空間無視はどのように違うのか？

臨床でも半側空間無視がある患者の家族から，「右ばかり向いてしまうのですが，左眼が見えないのですか？」と質問されることがあります。家族の視点から見ると，眼が見えなくなっていると思ってしまうこともよく理解できますが，半側空間無視と半盲は違います。

半盲の場合は，見えにくいという自覚症状があることや意識的に半盲側に対しても容易に注意を向けることができ，徐々に代償し生活の中で順応していくことができます。

半側空間無視の場合は，視野は保たれていても無視側の認識ができず，声かけしても注意を向けることができません。評価は，線分二等分試験や線分抹消試験でもできます。

■線分二等分試験

「この線の真ん中に線を引いてください」

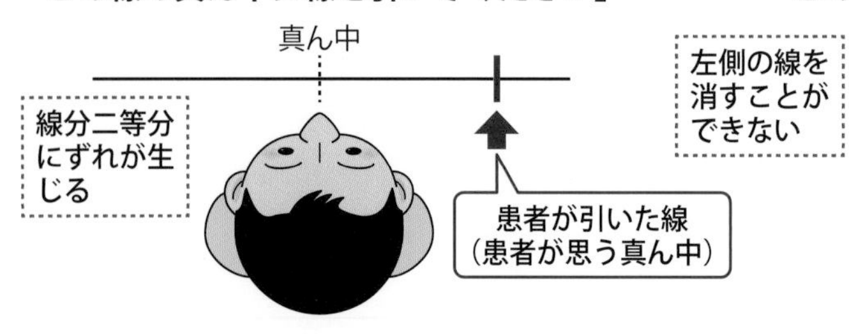

■線分抹消試験

「この中にある線を全部消してください」

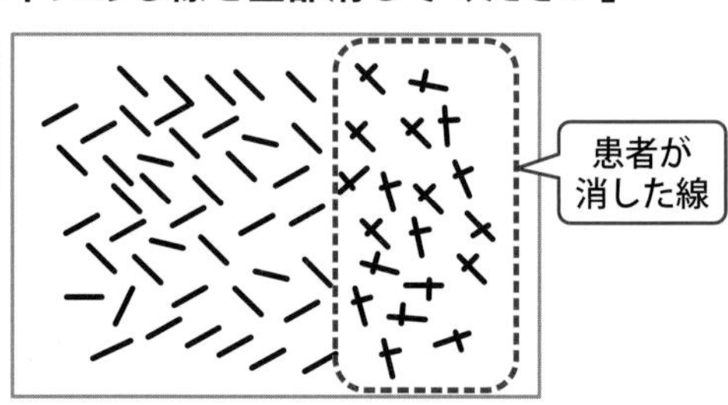

3）臨床ではどのような症状が出るのか？

外見上では目立ちませんが，無視側の食事を残してしまう，無視側にナースコールを配置すると気づかず使用できない，無視側に家族が面会に来ていても気づかない，麻痺側の機能や存在を無視してしまうなどが見られます。私たちにとっての左が，患者にとっても同じ認識であるとは限らず，例えば食事場面でも「食事は残さず食べている」という認識なのかもしれません。「むしろ品数が少ないな？」と感じている患者もいるかもしれません。

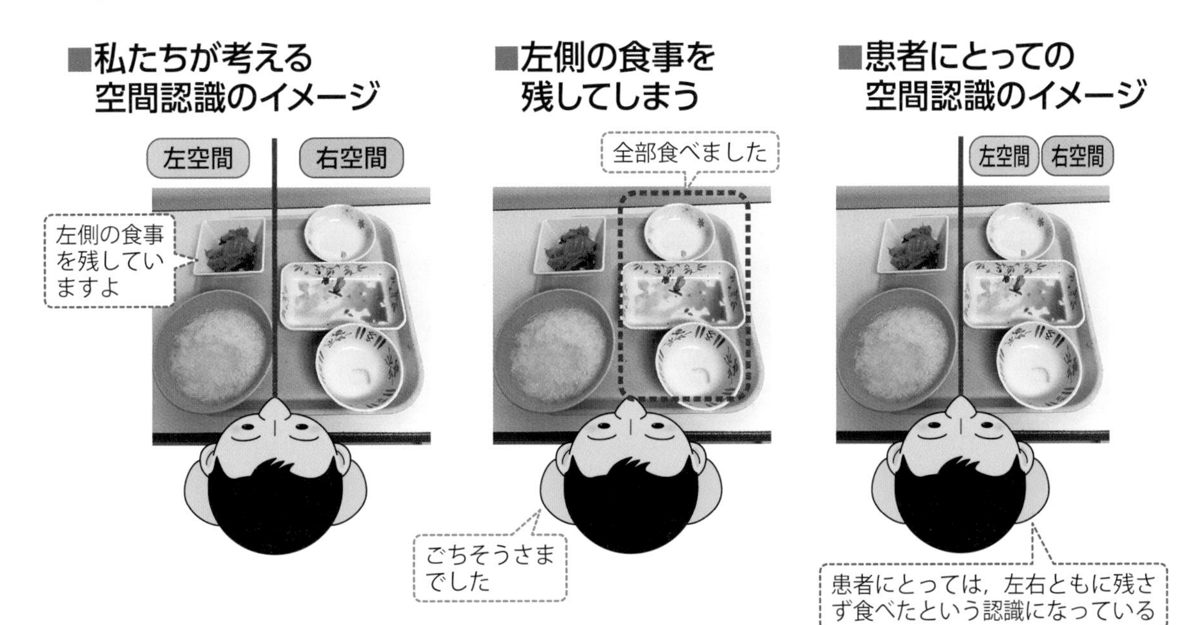

4）どのようにかかわるとよいか？

半側空間無視患者とのかかわりはさまざまな文献があり，「必ずこうしましょう」と言うことは難しく，個々に合わせた対応をします。例えば「左を向いてください」と伝えても，前述したように「左」が同じ認識とは限りません。無視症状への認識の違いが問題点となり，認識の不一致は患者のストレスになる可能性もあります。

5）看護・観察ポイント

①コミュニケーションやかかわる際は，しっかりとアイコンタクトをとる。気持ちが大事。
②重要な事柄は非無視側を活用する（ナースコールやよく使用するものなど）。
③無視側への認識を促す。
- 声かけだけではなく，スキンシップを図りながら無視側への注意を促す。
- 顔や視線だけではなく，体もしっかりと無視側へ向けるようにリハビリテーションを行う。
- 意識や関心が高いものを活用する（好きなものや見たいテレビ，写真など）。
- 関節可動域訓練や更衣などの際も，麻痺側を視界に入れるなど認識を促しながら行う。

さらにレベルアップの視点

半側空間無視の責任病巣は多彩だが，上縦束（前頭葉・側頭葉・頭頂葉・後頭葉の連絡経路）という部分が大きくかかわっているようです。

上縦束

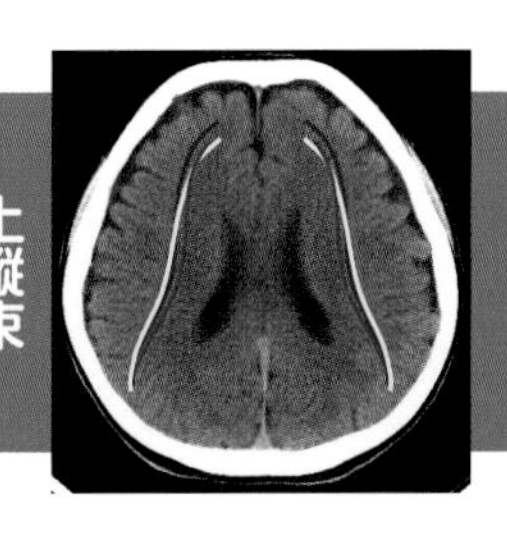

10. 排尿が困難，もしくは回数が多いのはなぜ？（排尿障害）

1）脳卒中の排尿障害

排尿障害とは尿をためる，排出する機能に異常を来すことです。脳卒中で排尿に関する神経が障害された時に尿失禁，頻尿，尿閉などの症状が見られることがあります。患者の睡眠や日常生活，QOLなどに影響を及ぼしやすく，早期からの介入が必要です。

2）蓄尿と排尿のメカニズム

排尿に必要な機能は，ためること（蓄尿）と出すこと（排尿）の２つです。この機能は，大脳（前頭前野）と脳幹（橋）の排尿中枢と，脊髄（仙髄）からなる末梢神経によりコントロールされています。

蓄尿

膀胱は，腎臓から送られてきた尿を一時的にためる袋です。個人差はありますが，ためられる量は約300～500mLとされ，200～300mL程で尿意を感じると言われています。蓄尿時は，排尿筋が伸展して貯蔵スペースを作り，尿道括約筋は収縮して漏れないようにしています。この同時の働きは，下腹神経によって支配されており，この神経は排尿の抑制に作用します。

排尿

普段は排尿しないように，脳幹の排尿中枢から前頭葉の排尿中枢を抑制しています。尿がたまり，「排尿しよう」と大脳から排尿の指令が出ると抑制が解除され，排尿筋が収縮して尿道括約筋が弛緩することで排尿の準備が整います。この働きは，骨盤神経と陰部神経という排尿を開始する神経により行われます。外尿道括約筋は随意筋なので，意志により一時的に排尿を停止することができます。

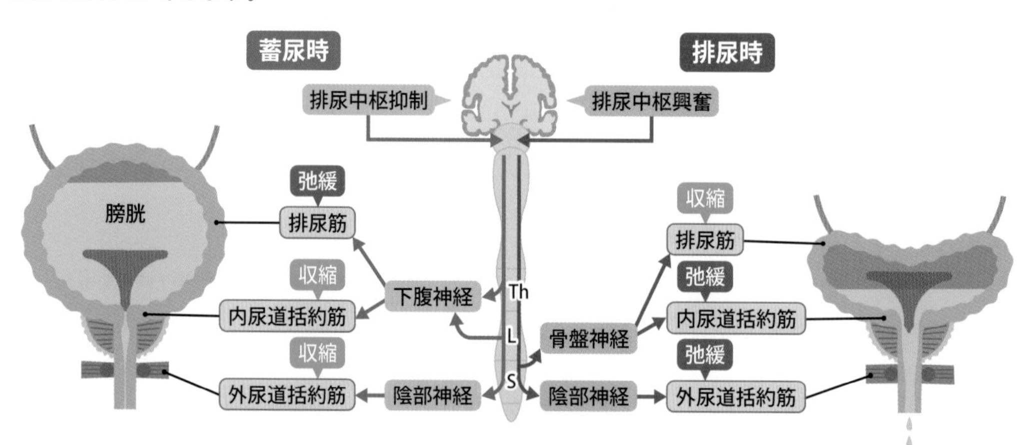

■蓄尿・排尿に必要な神経と筋肉の支配

	排尿筋	内尿道括約筋	外尿道括約筋	作用
下腹神経（交感神経）	弛緩	収縮		抑制
骨盤神経（副交感神経）	収縮	弛緩		開始
陰部神経			収縮	一時的に停止

これらの神経を統合しているのが，脳幹，大脳の排尿中枢です。脳卒中により支配する部分が障害されることで，蓄尿することができなくなったり，排尿することが困難となったりする症状が出現します。

3）各期で起こる排尿障害の特徴

①急性期では尿閉症状が起こりやすい

大脳や橋の病変により抑制障害が続くことで，排尿困難（出すことができない）になると考えられています。排尿筋が過伸展（たまったまま）な状態であることが予測されます。尿路感染になる可能性もあるため，間欠的に導尿を行うか，一時的に尿道留置カテーテルを挿入して排尿する環境に整えます。

②亜急性期では頻尿になりやすい

急性期から数日経つと自律神経が回復してくるため，大脳からの過剰な抑制が解除されはじめて排尿筋の収縮力が回復してきます。そのため，不随的に収縮し，少量でも排尿反射（出そうとする機能）を起こしやすくなり，過活動性膀胱（OAB）や切迫性尿失禁，頻尿を来しやすくなります。排尿日誌を記載し，排尿パターンや排尿量の観察を行いながら，内服治療を行います。

4）薬物療法

蓄尿障害は「ためられない」

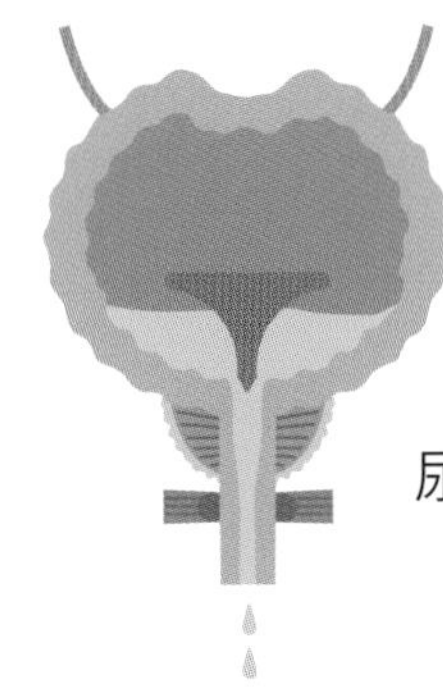

排尿筋は
収縮するが
広がらない

尿道抵抗が**弱い**

排尿障害は「出せない」

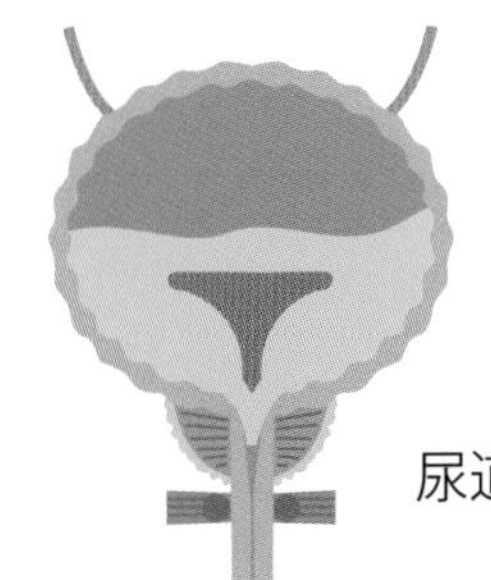

排尿筋は
広がるが
収縮が困難

尿道抵抗が**強い**

蓄尿障害の薬：ためられるようにする	
排尿筋収縮を抑制する	抗コリン薬
尿道抵抗を強くする	α 1受容体作動薬

排尿障害の薬：出せるようにする	
排尿筋収縮を増強する	コリン作動薬
尿道抵抗を弱くする	αブロッカー

5）看護・観察ポイント

①排尿障害が脳卒中による障害なのか，加齢によるものなのかアセスメントする。
②排泄習慣や排泄状況を把握するために，排尿日誌を最低3日間つける。
③睡眠状況など日中の覚醒度を把握する。
④排尿にまつわる一連の動作（便器に座る，ズボンの上げ下ろしができる）を評価する。
⑤排尿に対しての認識を把握する。
⑥水分出納バランスの観察を行う。

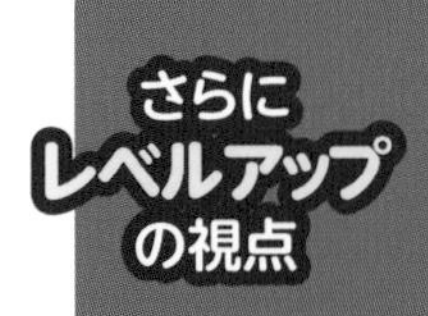

下部尿路機能障害には，いくつかの種類があります。排泄状況からどの状態となっているのかをアセスメントすることで，早期からの排尿自立につながります。

脳卒中患者では，今後の生活に向けて排尿の自立支援が必要となります。そのためには，排泄機能の改善と，動作獲得のための身体的能力，心理的能力などさまざまな側面からのアプローチが必要となります。入院前の排泄習慣と現段階での状態をアセスメントし，チームで検討することが必要です。

11. 何日も便が出ていない？（便秘）

1）便秘とは

便秘とは，便が順調に排泄されない状態を言います。しかし，「毎日出ている」「いつも１週間くらい出ません」など，排便には個人差があり，今までの排便習慣と比較して考えることが必要です。脳卒中患者が便秘になると，脳卒中の再発や頭痛を招く可能性があり，さらにはQOLの低下を招きやすくなるので，安全で安楽な排便管理が必要です。

2）排便の機序～排便は脳と腸の連係プレー！

私たちの食べたものは口から送り込まれ，消化管で消化・吸収が行われます。この時に消化・吸収されずに残った食べもののカスが固まり，便が形成されます。便を外に出すために，胃に食物が入った時から蠕動運動を行うように指令が出て，直腸に便が移動します。その時点で大脳に指令が伝わり，便意をもよおします。脳卒中により障害を受けると，この連系プレーがスムーズにできなくなることがあります。

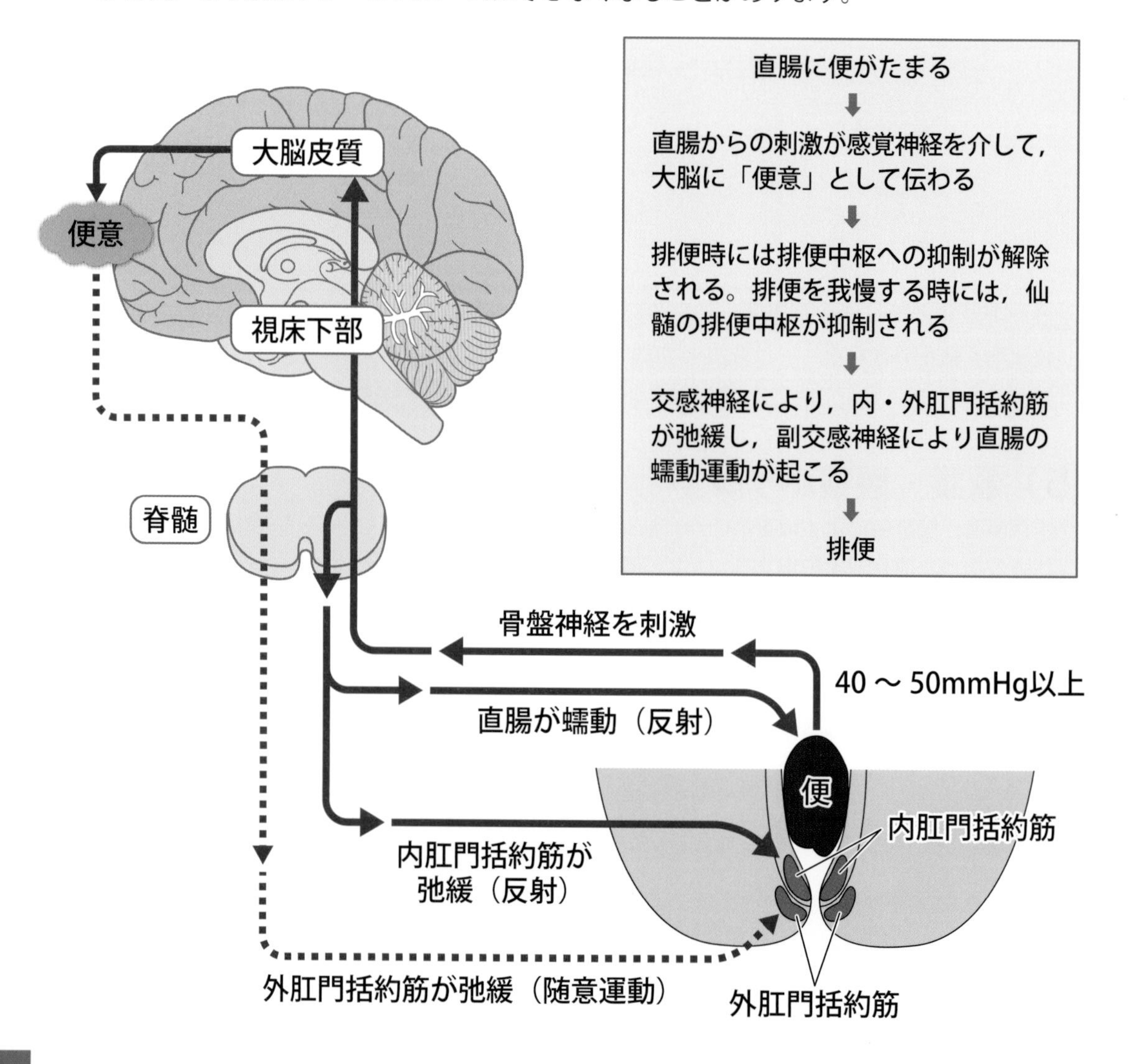

3）便秘の原因

便秘は大きく分けて，機能性便秘と器質性便秘の２つに分けられます。脳卒中患者では，直腸性便秘が多く見られます。

①機能性便秘

便がつくられる過程や排便など，機能的な障害により起こります。

- **弛緩性便秘**：大腸の機能が低下し，蠕動運動がされずに便が停滞してしまう状態
- **痙攣性便秘**：副交感神経が過敏となり，腸蠕動運動がうまく行われず，便がコロコロした状態
- **直腸性便秘**：便が直腸に達しても，排便のサインが送られず，直腸に便が停滞してしまう状態

②器質性便秘

消化管の疾患など，通過障害を起こす器質的な障害により起こります。

4）脳卒中による便秘の影響要因

- 失語や見当識障害などにより便意を伝えることができないため，直腸に便がたまったままになってしまう。
- 麻痺により排便に適した姿勢を保つことができない。
- 排便の一連の動作（トイレに移動する，ズボンの着脱，姿勢の保持）などができない。
- 咀嚼力の低下による食物繊維成分の減少と，水分摂取量の減少による便の硬化。
- 運動量減少による食事・飲水摂取量の低下。
- 抗コリン薬，抗うつ薬，降圧剤，精神安定剤などによる薬の影響。

5）排便時の努責の影響

努責をかけることは，頭蓋内圧が上昇し，脳ヘルニアや再出血を起こす可能性や，血圧を上昇させるため，排便時の努責を最小限にとどめることが重要です。

- **急激な血圧の上昇（30～60mmHg）**
- **腹腔・胸腔内圧の上昇**
- **頭蓋内圧の上昇（グリセリン浣腸では10mmHg上昇，摘便では20～30mmHg上昇）**

6）看護・観察ポイント

①排便周期と便の性状から，排便障害のタイプをアセスメントする。

②排便習慣を把握する。

③コミュニケーション能力を把握する。

④食事内容や摂取量，水分量の観察を行う。

⑤意識状態と運動機能の評価・把握を行う。

⑥服用薬剤を確認する。

12. 発熱，解熱すべきなのか（脳と熱）

臨床では，発熱時の対処方法が医師によって決められ，看護師はその指示のもと解熱剤の投与などを行っています。ここでは，体温が脳にどのような影響を及ぼすのかを考えます。

1）脳と体温の関係

脳は常に膨大な量のエネルギーを消費しています。エネルギーを消費することにより，同時に大量の熱も発生していますが，頭蓋内の温度はそれほど高くなることはありません。実際の頭蓋内の温度は，核温よりプラス１℃くらいと考えられています。脳への血流は栄養や酸素を送っているのと同時に，頭蓋内で発生した熱を吸収するというラジエーション的な役割もあります。頭蓋内の熱が上昇しすぎると，脳に不可逆的な変化を引き起こします。

■脳のラジエーション機能（イメージ）

体温 **1 ℃**上昇で代謝 **6 ～ 13%**亢進（酸素消費）
42℃以上で脳血流や代謝を増加
43℃以上では神経障害
虚血再灌流時に体温**39℃**では，虚血脳組織の障害が増強すると言われている

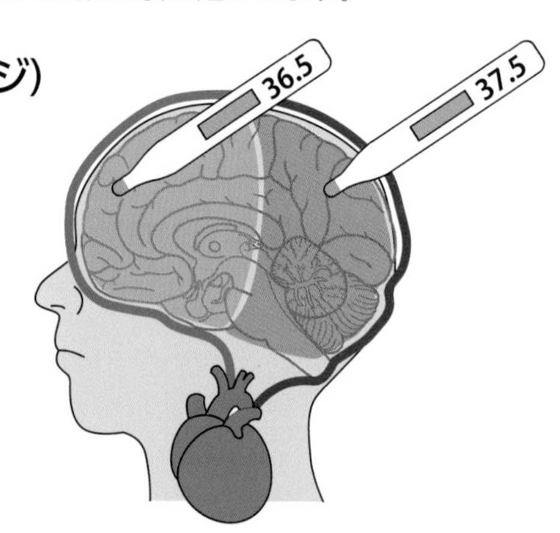

2）発熱の機序

体の中に細菌が侵入すると，炎症性サイトカインは脳へ信号を送り体温を上昇させます（これをセットポイントを上昇させると言っています）。この時，脳によって設定されたポイントまで体温を上げ続けます。これが発熱です。

体温上昇のメリットの一つは，免疫細胞の活性化です。デメリットは，多くのエネルギーを消費するため体力が消耗することです（これを代謝が亢進すると言っています）。これら発熱に対して行われる対症療法が，解熱剤の使用です。解熱剤は，脳に働きかけている「熱を上げなさい！」という指令物質をブロックすることにより，セットポイントが下降し解熱がされます。

■発熱のイメージ

細菌が侵入すると…

体温調節中枢
刺激
細菌

セットポイント上昇
発熱
36.5℃
リンパ球，好中球などが活性化

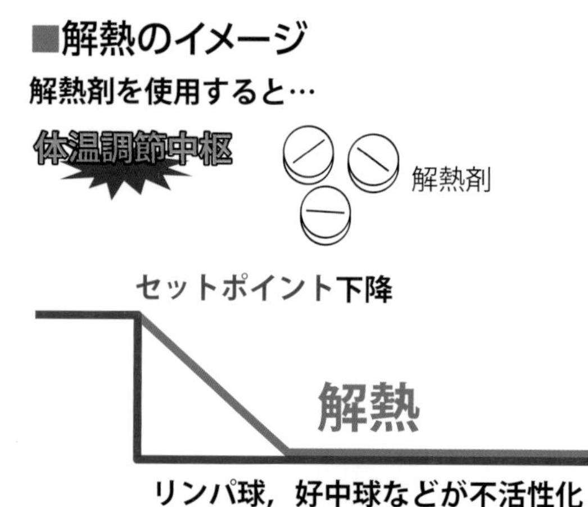

3）ルーティンで解熱することはよいことか？

FACEという研究では，敗血症の患者において発熱が予後に影響しないと述べられています。ここで考えられることは，「なぜ発熱するか？」ということです。発熱は，体への細菌の侵入に対する攻撃を行うための生体防御反応と言えます。発熱することにより免疫細胞が活性化し，細菌と戦ってくれるのに対して，人工的に薬を投与して解熱をすることは摂理に反していると言えます。ただし，重要なのは，この研究では「脳」は別と考えられているところです。脳は熱に弱く，高体温により不可逆的変化を引き起こすからです。

4）それでは何℃で解熱をするべきか？

では，何℃で解熱をするべきかと考えると，体温はどの人も一定ではないので，一概に○℃で解熱ということは少し安易かもしれません。日本人の成人の平均体温は36.89℃（腋窩温）と言われており，やはり個人差はあると考えられます。だからこそ，その人が健康な時の体温（平熱）は何℃なのかを聴取しておく必要があります。また，腋窩で測定したとしても，皮膚の密着具合によっては正確な体温を測ることはできないことも考えておく必要があります。

5）中枢性発熱

感染性の発熱に対して，その機序は説明しましたが，感染が原因ではない発熱もあります。その代表的な病態に脳血管疾患があります。脳が損傷を受けた場合，体温維持に働く中枢のバランスが崩れるためと考えられます。このような場合，炎症性サイトカインが影響しているわけではないため，解熱剤を使用しても効果が得られないことがあります。このような時は，脳を保護するためにクーリングを行うしかありません。クーリングが体温を下げる根拠はありませんが，正直なところ私たち看護師は，それにすがるしかないかもしれません。

■中枢性発熱のイメージ

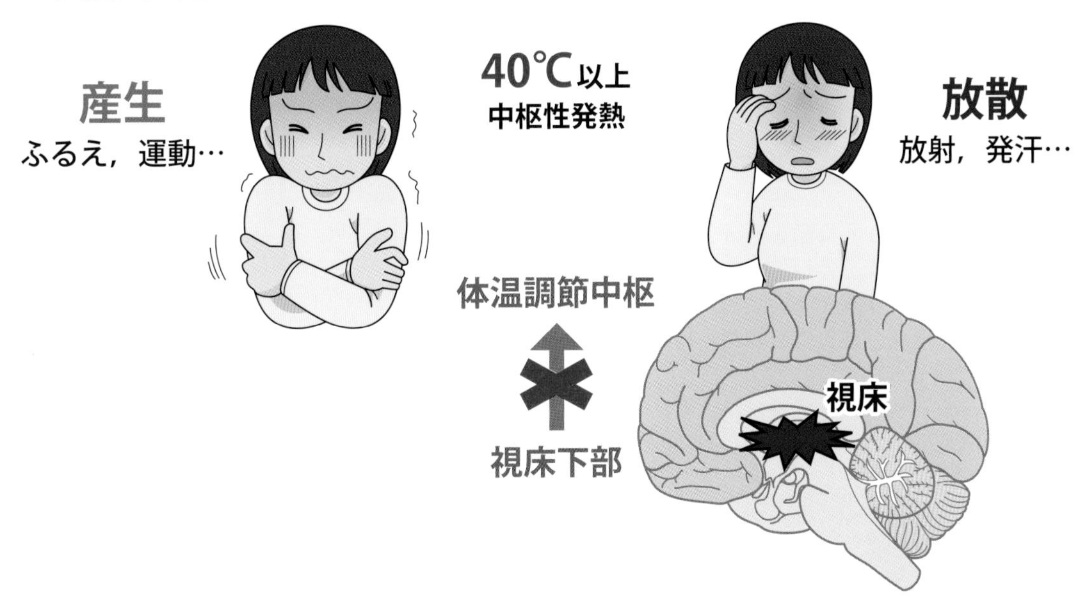

13. 異常肢位とは何か？（除皮質硬直，除脳硬直）

1）異常肢位とは

下表はJCSです。意識障害の評価を行うためのツールの一つですが，JCS200には「手足を少し動かしたり顔をしかめたりする」と書かれています。この異常肢位は「除皮質硬直」と「除脳硬直」のことを言っています。この両肢位は，重症度を示す重要な症状の一つとなっています。

■JCS (Japan Coma Scale)

Ⅲ．刺激しても覚醒しない		Ⅱ．刺激すると覚醒する		Ⅰ．覚醒している	
300	全く動かない	30	痛み刺激でかろうじて開眼する	3	名前，生年月日が言えない
200	手足を少し動かしたり顔をしかめたりする（除脳硬直を含む）	20	大きな声，または体をゆさぶることにより開眼する	2	見当識障害あり
100	はらいのける動作をする	10	呼びかけで容易に開眼する	1	だいたい意識清明だが，今ひとつはっきりしない

2）除皮質硬直や除脳硬直はなぜ起こるのか？

除皮質硬直は上肢が屈曲位，下肢は伸展位を取ります。逆に除脳硬直は，上肢も下肢も伸展位をとります。なぜこのような肢位を取るかを理解するには，まず神経路について知る必要があります。

〈筋肉の法則〉

例えば肘を曲げるとします。肘を曲げるための筋肉は屈筋と言い，逆に肘を伸ばす時に使う筋肉を伸筋と言います。人間の関節は，このように屈筋群と伸筋群のバランスによって曲がったり，伸びたりしています。

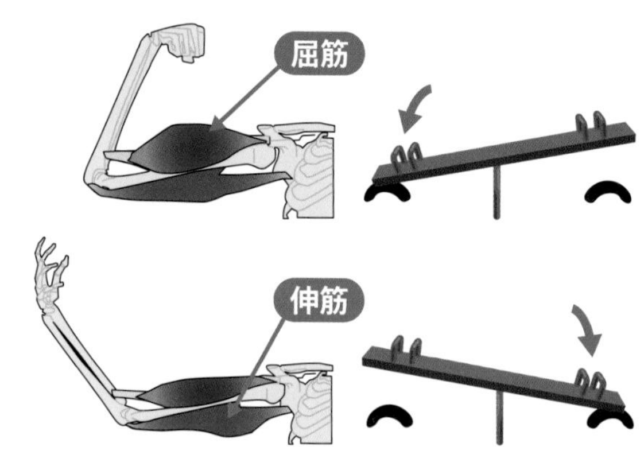

〈覚えるべき神経路〉

運動を伝えるための専用道路である「錐体路」を助ける神経路として，錐体外路があります。錐体外路には神経路がいくつかありますが，ここでは特に押さえてほしい2つを紹介します。

①赤核脊髄路（皮質赤核路→赤核脊髄路）

- 皮質赤核路
  大脳皮質と中脳にある赤核を結びます。赤核脊髄路を制御します。
- 赤核脊髄路
  中脳の赤核から脊髄を下行する経路で，脊髄の前角部まで伸びています。上肢の屈筋を興奮させます。

②前庭脊髄路（皮質前庭核路→前庭脊髄路）

- 皮質前庭核路
  大脳皮質と橋から延髄にかけてある前庭神経核を結びます。前庭脊髄路を制御します。
- 前庭脊髄路
  前庭神経核から脊髄を下行する経路で，全身の筋肉の緊張を図ります。伸筋を興奮させます。

■図1 錐体外路のスタート地点

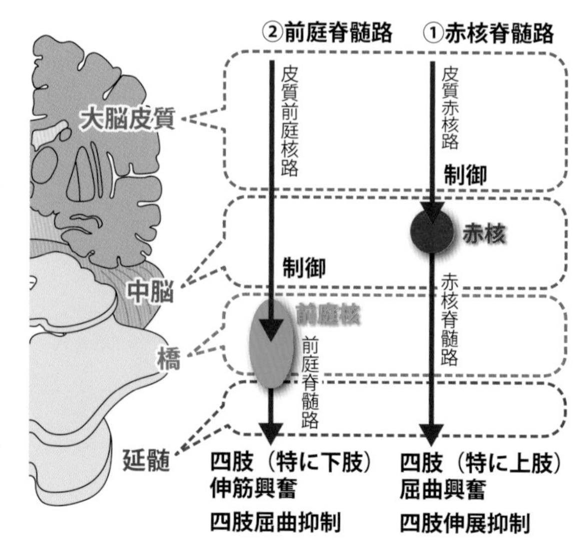

3）異常肢位は 錐体外路症状とも 言える

図1は，錐体外路のスタート地点を簡易的に書いたものです。例えば**図2－①**で損傷を受け，皮質赤核路と皮質前庭核路が寸断されたとします。皮質赤核路は赤核脊髄路を制御しています。赤核から下行する赤核脊髄路は，特に上肢の屈筋群を興奮させます。制御が効いていればシーソーも安定していますが，制御が効かなくなるとその作用が強くなります。つまり上肢の屈筋群の興奮性が強くなり，伸展筋の力が及ばなくなります。

一方，皮質前庭核路が寸断されると，前庭脊髄路を制御できなくなります。すると，下肢の伸筋群が異常に興奮し，屈筋は抑制されます。これが上肢が屈曲位をとり，下肢が伸展位をとる理由です。ただし，これらの経路は左右にあるため，左右の経路が遮断された時に生じると考えられます。

4）除脳肢位

図3－①で損傷したとします。ここで生き残っているのは，前庭脊髄路だけとなります。上肢を屈曲方向へ興奮させる神経路が遮断されているので，前庭脊髄路の役割である四肢の伸筋群の興奮性が高まるのが分かります。図を見ても分かるように，除皮質硬直は脳幹部より上の方での損傷であり，除脳硬直は脳幹部付近での損傷です。どちらが重症かと言えば，脳幹部付近の損傷の方が重症と言えます。

■図2 脳幹部より上の損傷

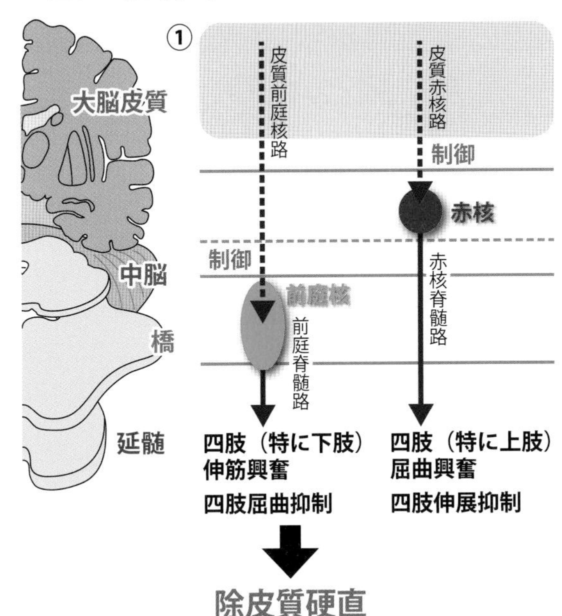

上肢が屈曲位をとり，下肢が伸展位をとる

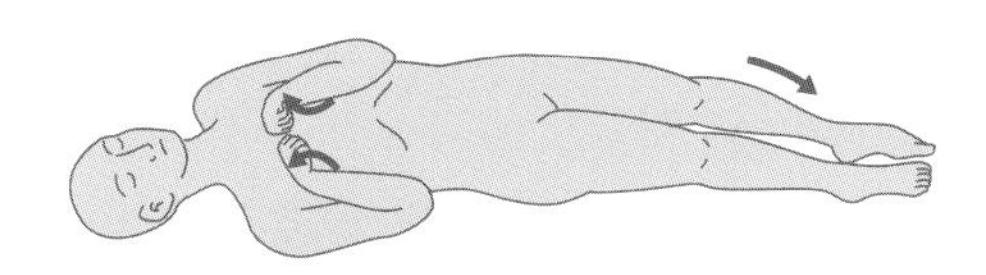

■図3 脳幹部付近の損傷

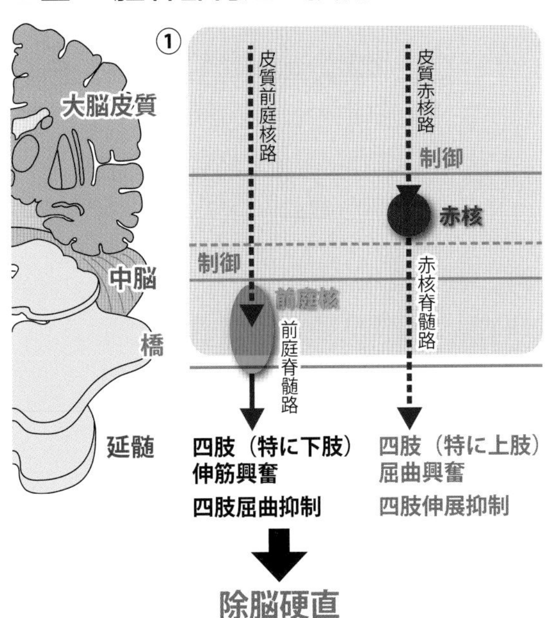

上肢も下肢も伸展位をとる

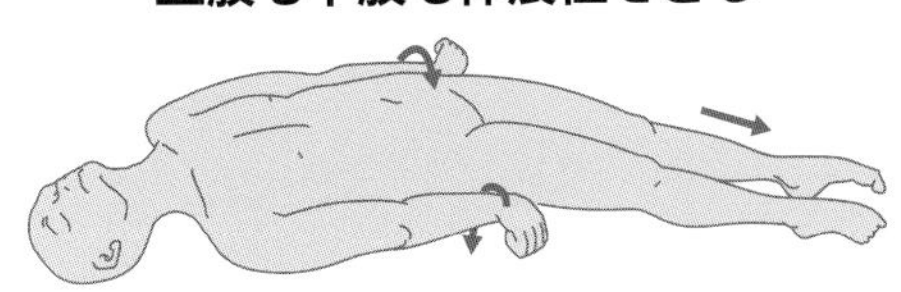

14. 呼吸のリズムが変わった？（呼吸異常）

1）脳とABC

脳は大食漢で，体重の２％の重量の臓器にもかかわらず，多くの酸素・ブドウ糖・血液を必要とします。心肺停止などで血流が途絶えると，４～10分で脳機能に障害が残る可能性があります。

心肺停止に至る原因はさまざまですが，脳卒中患者では嚥下障害の合併もあるため，誤嚥による窒息などから呼吸停止してしまう可能性もあります。気道閉塞により心肺停止となった場合は，酸素や血液が脳へ供給できない状態となります。

脳神経領域では，脳機能の評価に注目しがちです。しかし，A：Airway（気道の開放），B：Breathing（呼吸），C：Circulation（循環）が安定していなければ，脳機能が保たれているとは言えず，ABCの安定は脳への影響も大きいということが分かります。

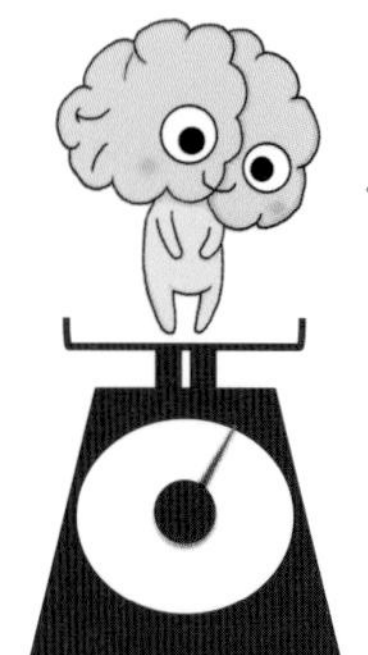

脳の重さ：1,200～1,500g（体重の約２％）
酸素・ブドウ糖消費量：全身の約15％
脳血流量：50～60mL/100g/分

血流が途絶えると…
4～10分で
機能障害の可能性が！！

■ABCDと脳

A：Airway
気道の開放
B：Breathing
呼吸
C：Circulation
循環
D：Dysfunction of CNS
中枢神経の障害

A気道の開放・B呼吸・C循環が
安定していなければ，
D脳機能の評価にも影響を及ぼす！

2）呼吸中枢は脳幹にある！

呼吸中枢は脳幹にあり，その中でもいくつかに分かれています。脳幹の中でも橋（上・下），延髄（腹側・背側）に位置しています。そして，末梢受容器との情報交換を行うことで呼吸回数やリズム，深さなどを調節し，体における酸素化の安定を図っています。

■呼吸中枢の場所

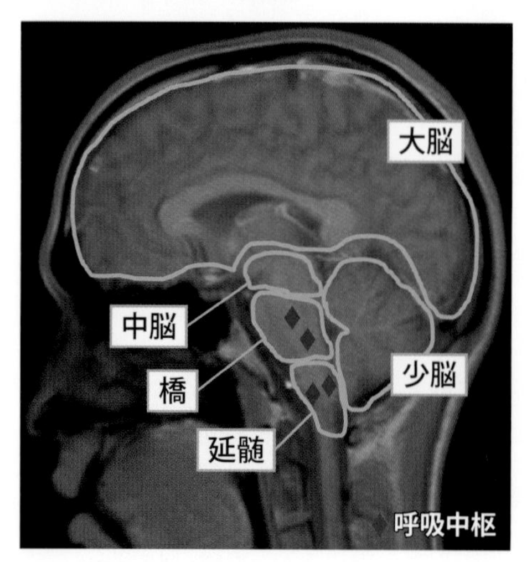

■脳と呼吸

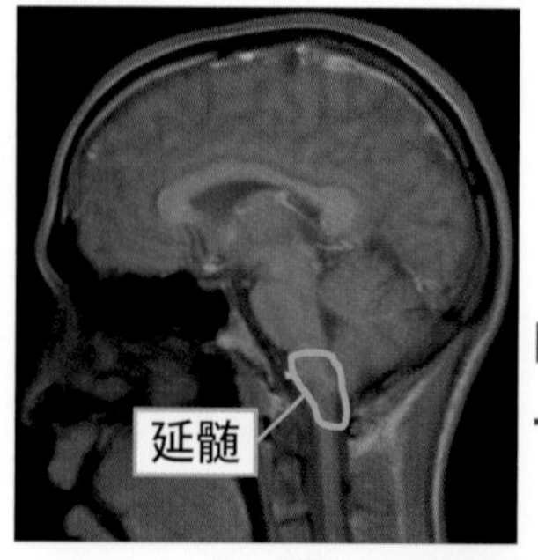

$PaCO_2$
上昇を感知

酸素が足りません！

呼吸回数を増やし，
CO_2を排出して！

PaO_2
低下を感知

末梢受容器
（頸動脈小体と大動脈小体）

3）呼吸パターンが変化…何を考える？

脳梗塞や脳出血などで，直接的に呼吸中枢がダメージを受けた場合や，脳ヘルニアで脳幹が圧迫されることで，呼吸の変化が見られるようになります。

また，呼吸中枢以外にも大脳皮質の広範囲な損傷でも呼吸に影響を与え，臨床でもよく目にするチェーンストークス呼吸となります。

臨床では，チェーンストークス呼吸を目にすることが最も多いのではないでしょうか。中枢性過呼吸は過呼吸をすることで$PaCO_2$を減少させ，脳血管拡張に伴う頭蓋内圧を亢進しないように働きます。重症な脳幹出血や脳ヘルニアに対処ができない場合は，臨床でも見ることは少ない持続性吸息呼吸や群発性呼吸となり，その後，失調呼吸となり呼吸停止に至ります。

■脳ダメージによる呼吸の変化

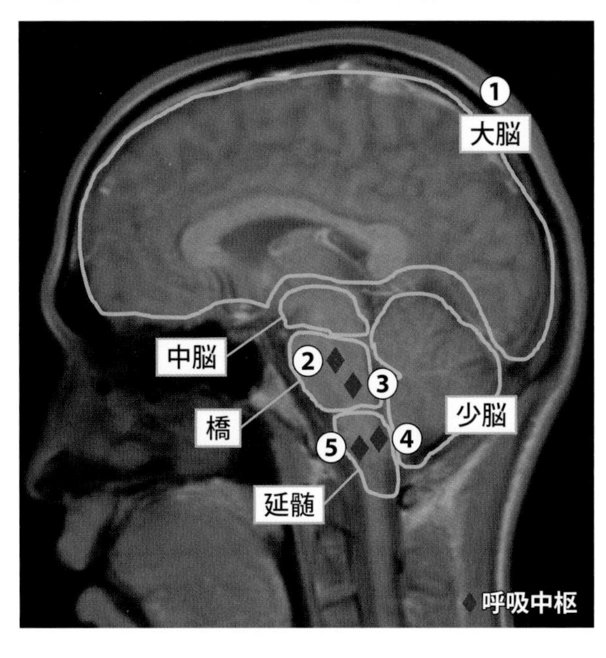

①チェーンストークス呼吸

②中枢性過呼吸

③持続性吸息呼吸

④群発性呼吸

⑤失調呼吸

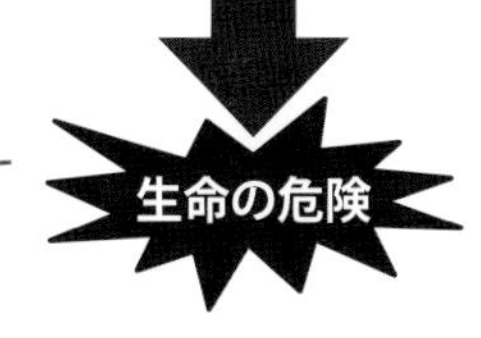

頭蓋内圧亢進がある患者では，発症から３～４日をピークに脳ヘルニアに移行する危険があるため，注意深く観察します。夜間，入眠していると思っていても，それは脳浮腫増強による意識障害や呼吸パターンが変化しているサインなのかもしれません。夜間でも呼吸の変化があった場合には，A・B・C（クッシング現象を含む）の評価と意識や瞳孔不同，麻痺などDの評価をしていきます。発症時の脳損傷の部位や大きさ，経過によって脳ヘルニアのリスクは異なりますが，緊急開頭手術（外減圧術・内減圧術）が必要になる場合もあります。

さらにレベルアップの視点

脳外科領域ではD：中枢神経系の評価に目がいきがちですが，A・B・Cを関連づけて考えることができると，より正確なアセスメントになります。

15. 視界が半分に？（半盲）

1）半盲とは

半盲は視覚経路の障害で，視野の一部が欠損する状態のことを言います。障害部位によって視野欠損の部位が変わります。

2）視覚の経路

視覚情報は，網膜から左右の視神経に入ります。その後，視交叉で交叉して，左右同時に走行していた視神経は，視野の左半分の情報は左側，右半分の情報は右側に分かれて視索を通り，外側膝状体に伝わります。中継地点である外側膝状体に視覚情報が集まり，視放線から視野の上半分は側頭葉，下半分は頭頂葉を経て，右の視野は左の後頭葉，左の視野は右の後頭葉に伝わります。

■視覚伝導路

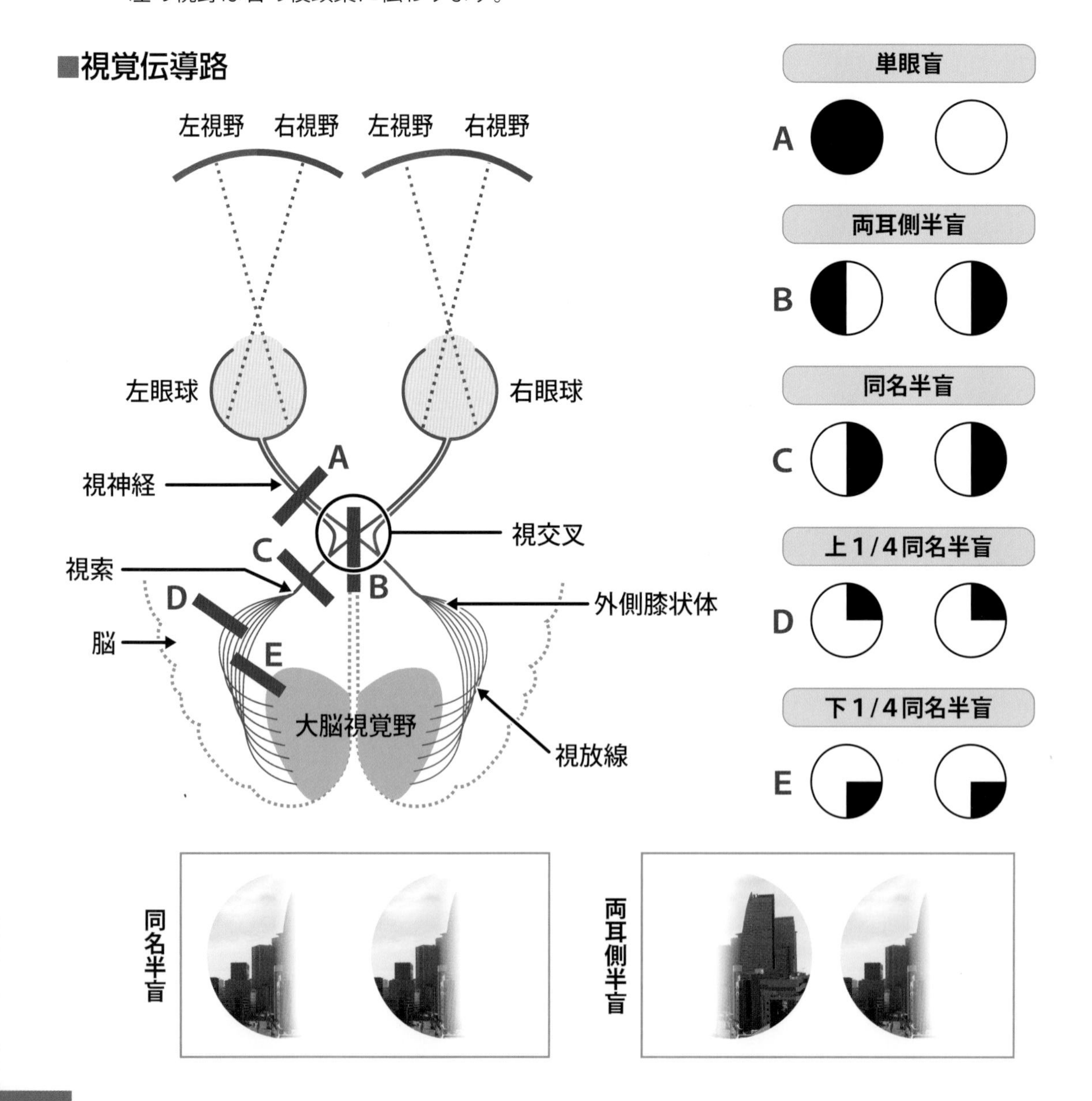

3）障害部位による視野欠損

①単眼盲

視覚情報は視神経から情報が伝わります。**図－A**のように視神経が障害を受けると，単一側の視野が欠損します。

②両耳側半盲

左右の視神経の鼻側（内側）が障害を受けると，左右の耳側（外側）の視野障害となります。**図－B**の視交叉の上には内頸動脈が走行しているため，動脈瘤が大きくなることで半盲になることもあります。また，視交叉は下垂体の上に位置しており，下垂体腫瘍の増大で半盲になることもあります。

③同名半盲

視索から後頭葉にかけての障害であれば，視神経はすでに交叉しているので，障害を受けた側の反対側に半盲が生じます。

図－Cのように，左側の視索は左右の右側の情報がまとまった経路です。視索の障害は，その経路が障害を受けていることになります。そのため，両眼の右半分の視野欠損を生じます。右の視索の障害であれば，左の同名半盲となります。

④上1/4半盲・下1/4半盲

視放線は，側頭葉と頭頂葉に分布しています。神経線維が放射状に広がっているので，障害部位がよほど大きくなければ同名半盲にはなりません。

側頭葉側の視放線の障害は，障害を受けた側と反対側の上1/4同名半盲が起こり，頭頂葉側の視放線の障害は，障害を受けた側の反対側の下1/4同名半盲が起こります。**図－D**の左の視放線の障害では，右側の上1/4同名半盲を，**図－E**の部位では右側の下1/4同名半盲が生じます。

脳卒中では側頭葉，頭頂葉，後頭葉が障害を受けやすいので，臨床ではこれらの部位の障害による半盲が多く見られます。

4）看護・観察ポイント

半盲側の障害物に気がつかずにぶつかったり，物を落としたりするなど，日常生活に支障を来すこともあるため，環境を整えることが必要です。視野が狭くなることで食事が分からなくなることもあるため，セッティングを工夫することが必要です。

また，半盲側に注意を向けられるよう，安全に配慮した声かけが必要となります。

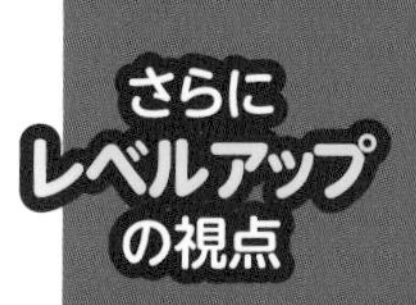

半盲と半側空間無視との違い

半盲は視神経の障害で，一点を見つめた状態で見える視野の障害ですが，見えない側の空間を認識しているため，視線を移すことができます。

半側空間無視は大脳の障害で空間認識ができなくなるため，見えない側に意識を向けることができません。つまり，同じように見える範囲が狭くなっても，認識できるかできないかが大きな違いとなります。

同じ視野が狭くなると言っても，障害されている部位が視神経なのか，大脳であるのかを理解することが必要です。

16. うまく移乗介助ができない

うまく移乗介助ができない時は，介助することに一生懸命になりすぎていることが一つの要因かもしれません。「私は力がないから無理！」と考えてしまいがちですが，女性の理学療法士や作業療法士もいますし，その人たちも臨床では，自分より大きな体の患者を上手に移乗介助しています。このことからも，移乗介助は決して「力」だけが重要な要素だとは言い切れません。

1）移乗動作と社会

2050年に向けて高齢者の人口比率はますます高くなり，それに伴い要介護者数も多くなります。疫学的調査では腰痛の既往者は約７割に及び，社会福祉施設での腰痛発生状況の分析では，移乗動作がそのほとんどでした。それほど移乗という行為は多く行われ，そして介護を行う人にも負担をかけていることになります。

2）移乗の動作をひも解く

移乗をする時には，まずいす（またはベッド）から立ち上がる必要があります。人がいすに座っている状態（①）から立ち上がる時，どのような姿勢となるか，立ち上がろうとする時には，まず足を膝より中に移動させます（②）。次に頭の位置が前方へ移動します（③）。この動作により重心が移動し，人は小さな力で立ち上がることができます（④）。重心が「Ｌ」の字を描き，かつ立ち上がり時の足を膝の内側へ入れてから立ち上がるこの２つの「Ｌ」を意識します。これをＬの法則と呼びます。特に④の時に大腿部の内側の筋肉（内側広筋）を強く使います。つまり，この立ち上がり時に使用する筋肉の補助的介助をすることによって，患者の立ち上がり動作は楽になるはずです。

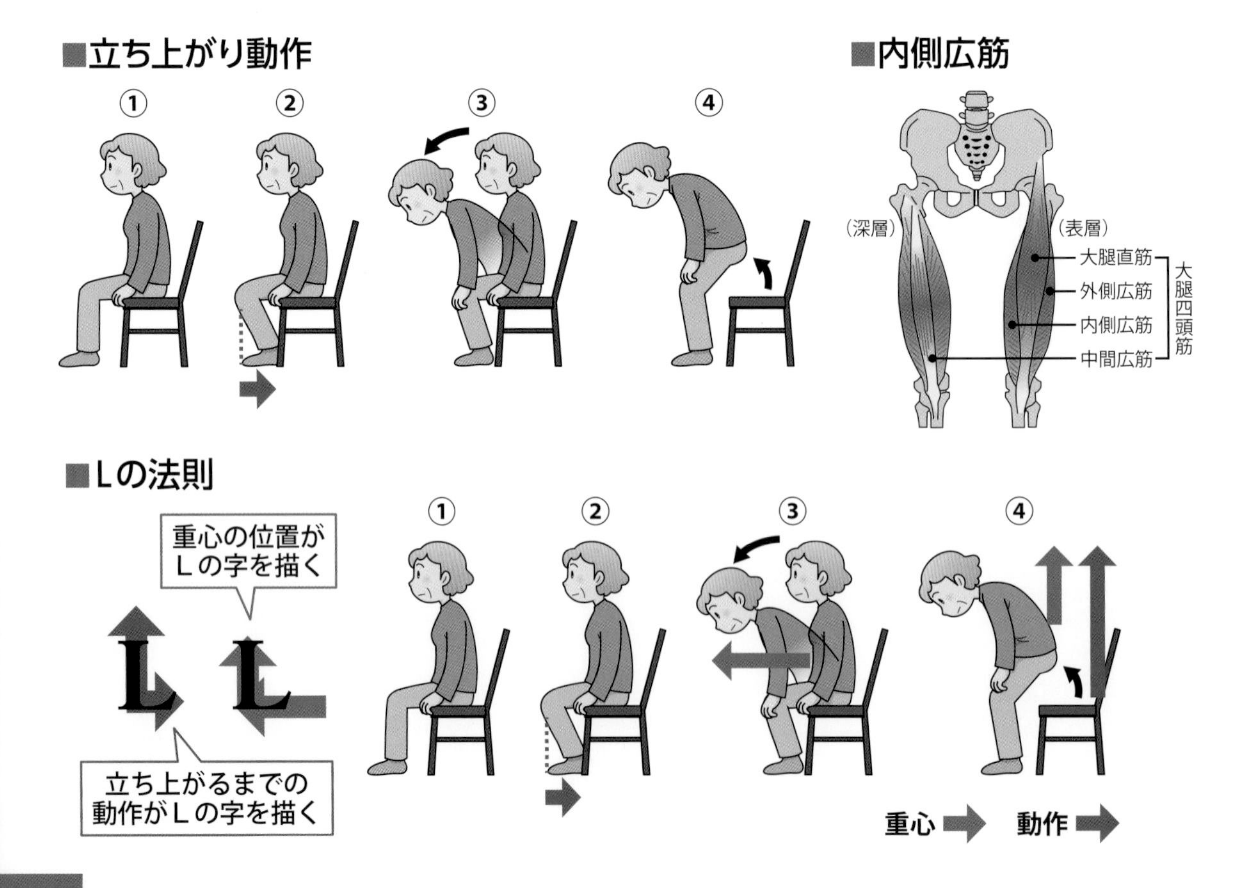

3）介助する時の方法

いすからベッドへ移乗する時の方法として，①患者の前に立ち，②介助者の首に手を回してもらって，③患者を立たせて，方向転換しベッドに座ってもらうというのが一般的であると思います。

しかし，一般的な移乗介助の場合，通常の立ち上がり方法である「Ｌの法則」を用いて立ち上がることができません。なぜなら，前傾になるにあたって，介助者が正面にいることにより，邪魔になってしまうからです。これでは患者の力を十分に引き出しているとは言えません。

■一般的な移乗介助

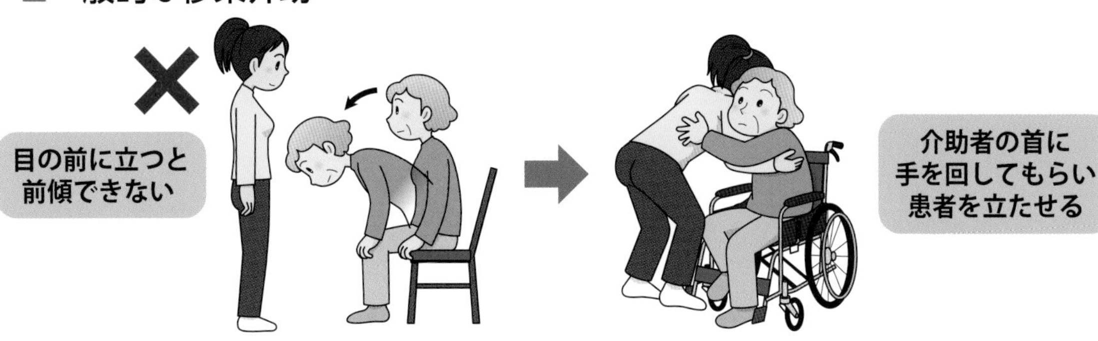

一方，右図の「Ｌの法則」を用いた移乗介助のように，可能であれば，まず患者が前傾をとることができるスペースを確保し，筋肉を最も使う立ち上がりの際に，患者のお尻を引き上げるような介助をする方が，より生理的だと考えます。

また，介助者の肩に手を回す力があるのであれば，ベッドの柵や車いすの手すりを持ってもらう方が，より前傾をとりやすくなります。

介助を一生懸命にやるのではなく，患者の持っている力を引き出す方法は何かを考えるとよいかもしれません。

■「Ｌの法則」を用いた移乗介助

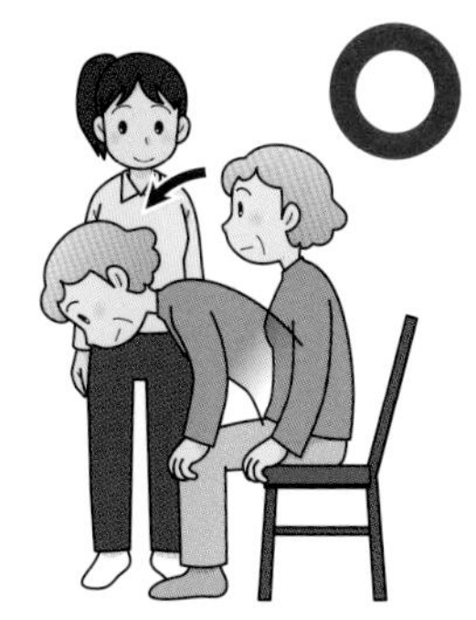

4）移乗介助のちょっとしたコツ

例えば，トイレに移動するとします。

通常は，移動する距離を短くするため，なるべく車いすをトイレに近づけます。トイレまでの移動距離は短くて済みますが，手すりまでの距離も短くなるため，患者は前傾になって立ち上がるのではなく，手すりを引き寄せる力を使って立ち上がろうとします。これでは，「Ｌの法則」を利用することができません。

このような時には，適度な距離を保つようにして車いすの位置を調整すると，立ち上がりにそれほど力が要らなくなります。また，患者に「２mほど前の床を見ながら立ち上がるように」と具体的に指示をするだけでも少し変化が生じます。

■車いすと手すりまでの距離

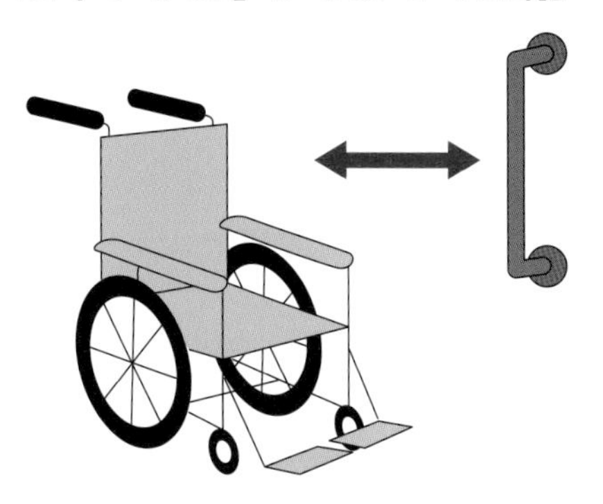

※臨床では車いすに乗っている患者が多いですが，ここでは背もたれ付きのいすで説明しています。

17. 離床していると覚醒がよくなった気がするのはなぜ？（早期離床）

アニメーション⑩
意識の評価は
脳神経の基本？

1）神経心理ピラミッド

私たち人間は感じたものを統合し，前頭葉で計画を立て実施しています。これらは高次脳機能と呼ばれ，大変高度な機能です。高次脳機能障害の患者は，自ら計画し実践することが困難となり，日常生活を営むのにさまざまな弊害を生じてしまいます。

この神経心理ピラミッドは，より高次な機能を発揮（自己の気づき）するためのアプローチ方法として，下方に位置する機能が十分に発揮できなければ，上位につながらないことを示しています。その中で最も下位にあるのが「覚醒」です。

■神経心理ピラミッド

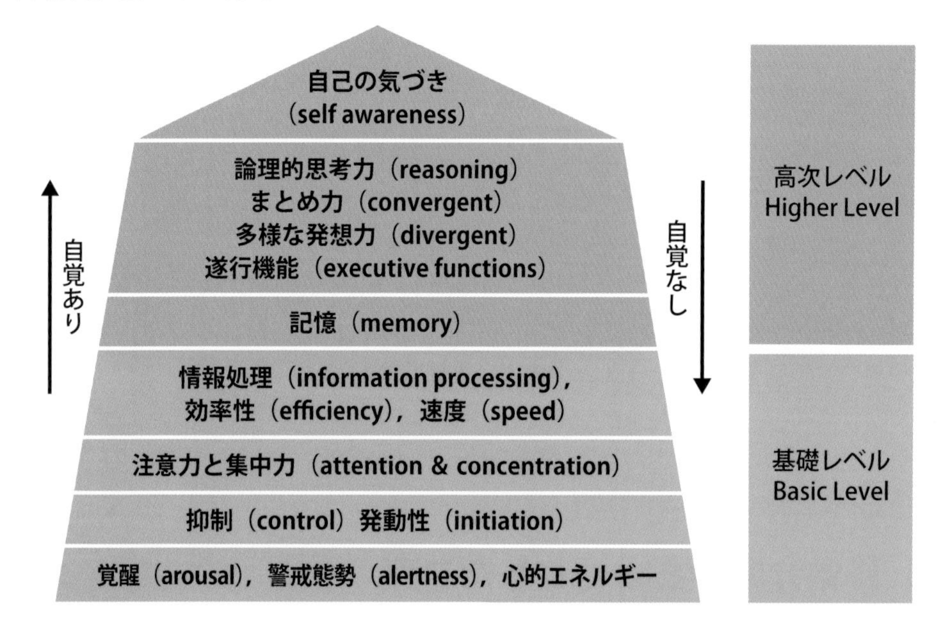

2）意識は「覚醒」と「認知」に分けられる

意識は大きく「覚醒」と「認知」に分けることができます。通常，急性期で意識を評価するというと，「覚醒」を評価していると言われます。一方で「認知」機能は，より高次な機能の状態を指しています。ここでは「覚醒」にポイントを絞りますが，「覚醒」はどのように得られているのかを考えます。

■感覚の入力経路

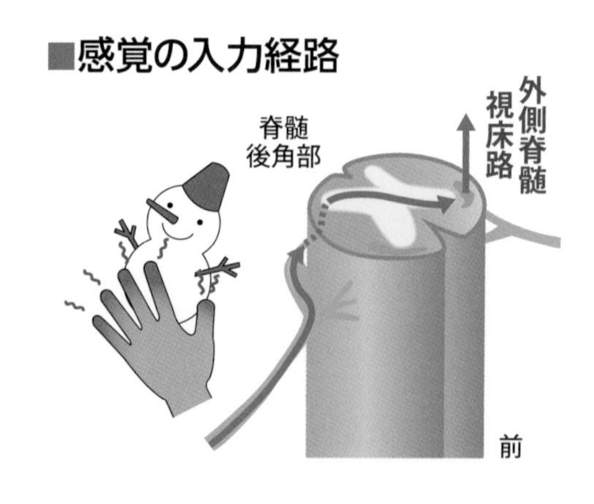

3）覚醒は脳幹が担っている

脳幹には，網様体と呼ばれる部分があります。網様体は神経細胞が網目状にあり重なっているところであり，中脳，橋，延髄にまたがっています。これを脳幹網様体と言います。

今，雪を触ったとします。冷たいという刺激は脊髄後角部に入力され，反対側の外側脊髄視床路と呼ばれる部分に入力します。刺激はそのまま上行し，やがて脳幹部に入力します。脳幹部にある外側脊髄視床路をさらに上行し，視床へ入力します。その後，視床から大脳皮質にある中心後回に刺激が送られることによって，体のどこが「冷たい」と感じたのかを認識することができます。これが感覚を伝える路となり，視床が感覚の中枢と呼ばれるのはこのためです。

■感覚の入力経路延髄から中心後回

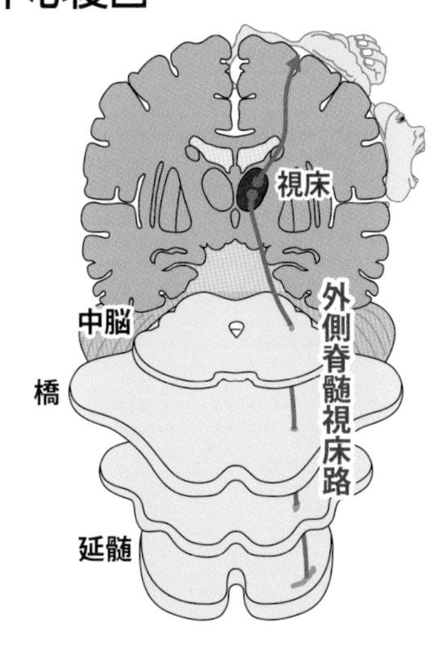

4）感覚の刺激を伝えるところの近くにある脳幹網様体

感覚の情報を伝える脊髄視床路付近に，脳幹網様体と呼ばれる部分があります。脳幹網様体は，意識の中枢とも呼ばれます。網様体は網目状の神経線維の集まりですから，ここにはさまざまな情報が入力され，そしてさまざまな神経路に伝達されていきます。この脳幹網様体からの刺激も，同時に視床へ送られていきます。そして視床からは，大脳皮質全体に刺激が送られていきます。

■脳幹網様体と外側脊髄視床路位置関係のイメージ

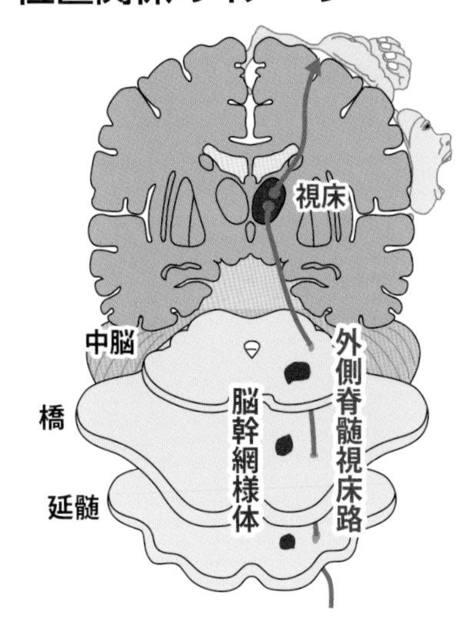

5）視床へ送られる経路は2つ

ここで整理すると，視床を経由して大脳の中心後回（感覚野）へ送られる経路と，それらの刺激が脳幹網様体と情報のやり取りを行い，視床を経由して大脳皮質全体へ送られる経路があります。脳幹網様体が意識に関連するのは，このように脳幹網様体からの刺激が大脳全体を刺激するからです。つまり，外界からの刺激を多くすることが，意識の覚醒に大きくかかわります。

6）背面開放座位と覚醒度

背面開放座位は，副交感神経の低下と交感神経の亢進が認められているとされています[1)]。また，この時に足底を設置することも重要であり，この理由はバランスを制御する上で重要な感覚情報を得るためです。足底部に地面を感じてもらうことによって，無意識のうちにバランスを整えようとする情報が入力され，これらすべてが脳幹網様体を刺激することとなります。離床をすると覚醒がよくなったと感じるのは，外界から多くの刺激が脳幹網様体や大脳に伝わり，脳が活性化したためと考えられます。

1）大久保暢子他：背面開放座位が自律神経に及ぼす影響，臨床看護研究の進歩，10，P.53～59，1998.

STEP 3 画像と脳血管

アニメーション⑪ MRIのT1, T2, T2*って一体なに？ MRIの原理を知る

1. 画像を見る前に押さえておきたい知識

1）画像を見るポイントは，3つの視点・5つのスライス

MRI画像で，主に見るのは水平断ですが，画像の視点と5つのスライスをイメージしておくだけでも，画像所見への理解を深めることができます。

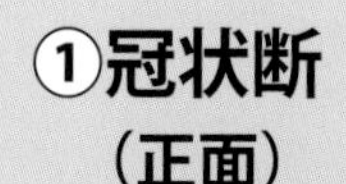

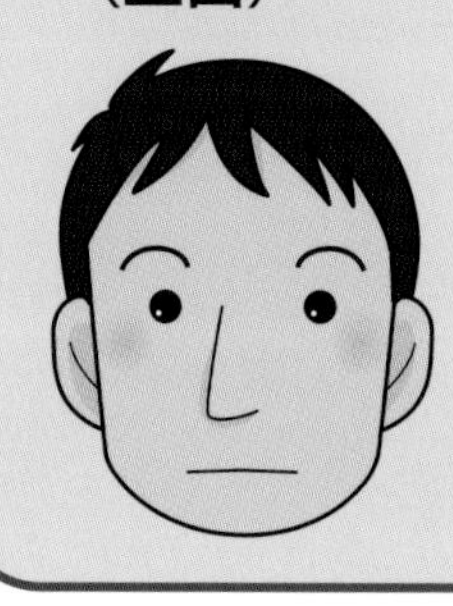

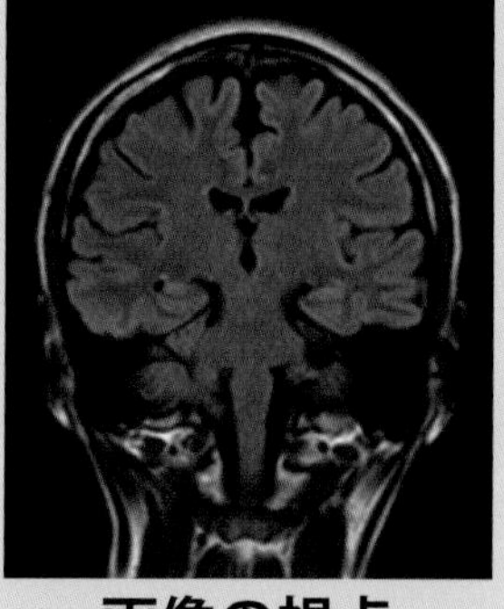

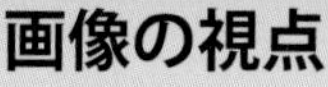

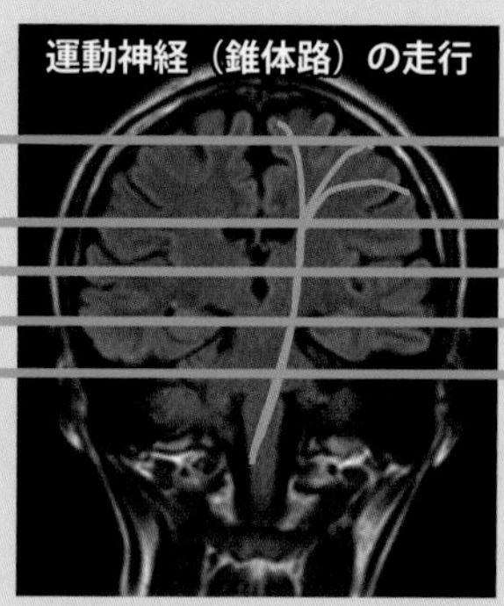

①中心溝レベル
②ハの字レベル
③内包レベル
④中脳レベル
⑤小脳レベル

5つのスライス

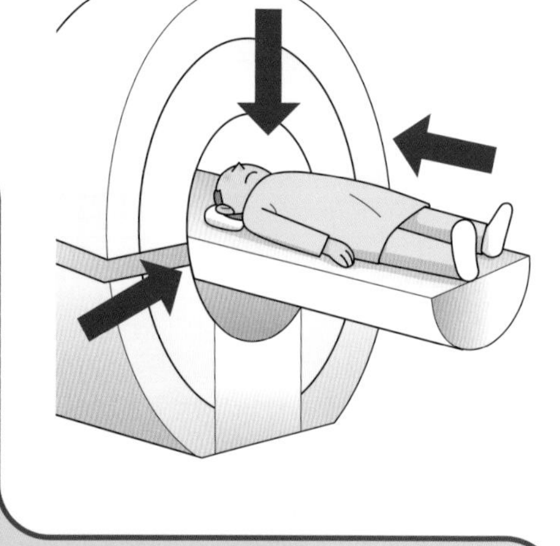

②矢状断（側面）

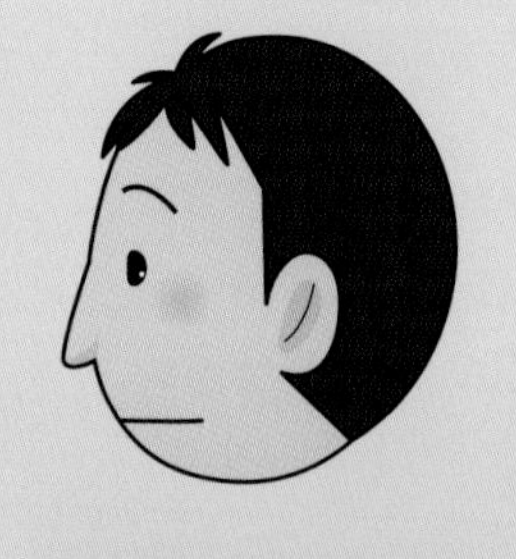

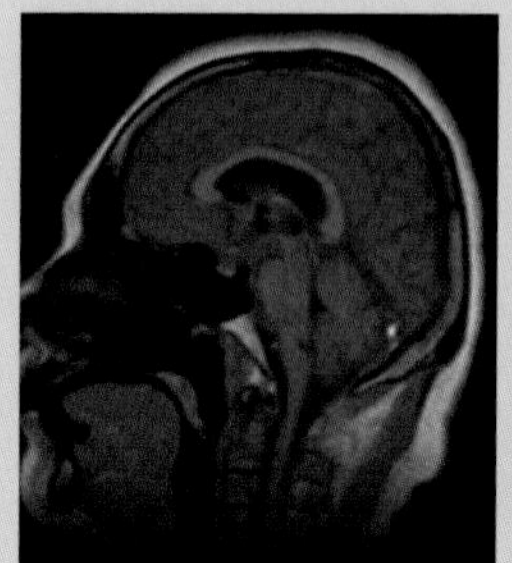

画像の視点

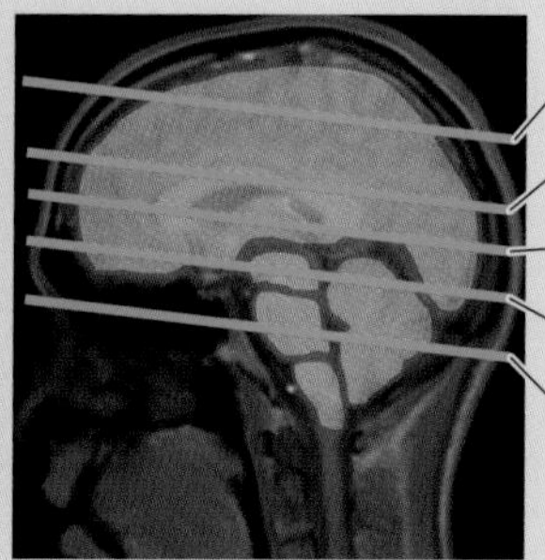

①中心溝レベル
②ハの字レベル
③内包レベル
④中脳レベル
⑤小脳レベル

5つのスライス

③水平断（底面）

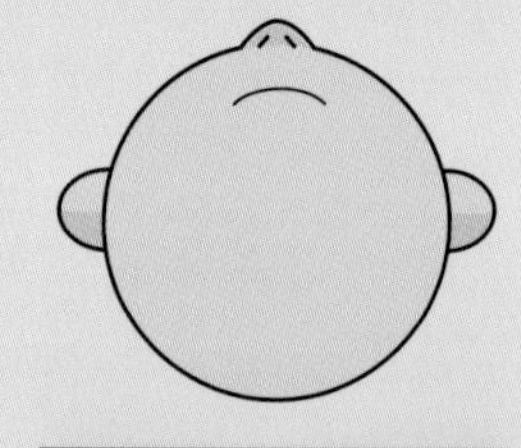

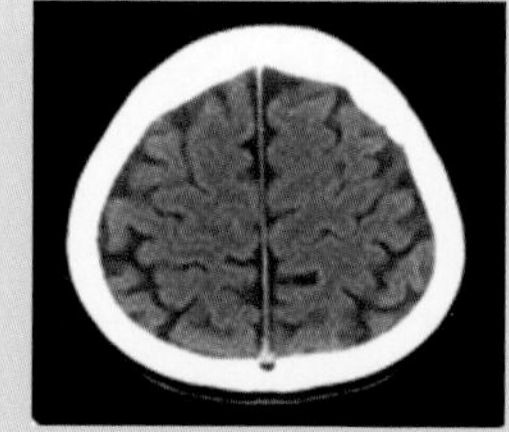

画像の視点

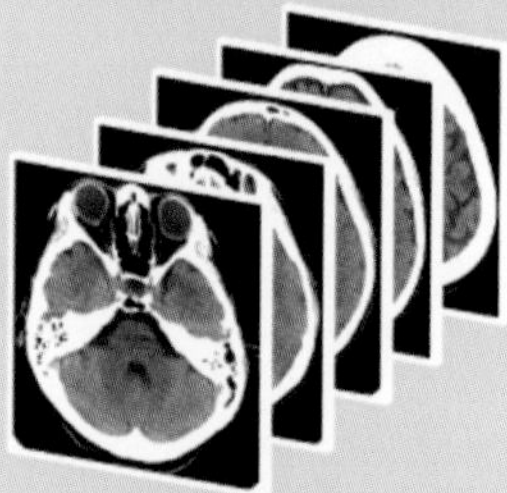

5つのスライス
（詳細はP.74〜83）

2）CTとMRIの比較

脳画像は，CTかMRIが中心です。それぞれの特徴を理解しましょう。

CT

メリット
• 短時間で撮影 • 出血が得意 • ペースメーカー患者で対応可能

デメリット
• 発症早期の脳梗塞の判断がつきにくい • 血管評価に造影剤が必要 • 放射線被爆

MRI

メリット
• 発症早期の脳梗塞の判断がつきやすい • 画像の種類が豊富（下表） • 血管評価に造影剤不要

デメリット
• CTより時間がかかる • ペースメーカーなど体内金属で禁忌な場合もある

CT画像の見え方（正常画像）

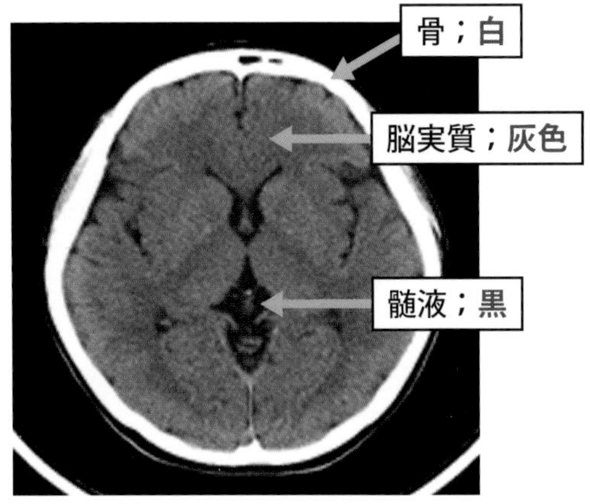

※CTの出血部は**白**く映ります

■MRI画像の種類

T1 （ティーワン）	• 脳腫瘍，炎症性，感染性の病変などを疑う時には，造影剤（Gd）を使用します。 • 造影剤の使用前後のT1画像を比較して診断します。	
T2 （ティーツー）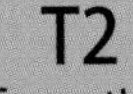	• T1と白黒が逆なのがT2です。 • 特徴は何と言っても水が白く（高信号）写ることです。脳で水と言ったら脳室ですね。 • 脳浮腫では水がたまっているので，T2画像では脳浮腫がよく分かります。	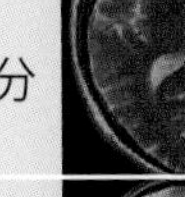
T2☆ （ティーツースター）	• 脳出血の検出が得意。 • 出血部分は主に黒く（低信号）描出されます。 • T2☆では微小出血（CMB：cerebral microbleed）が分かります。	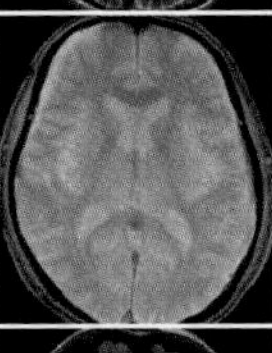
FLAIR （フレアー）	• 水は無信号で脳室周囲や，くも膜下出血の診断に有用です。	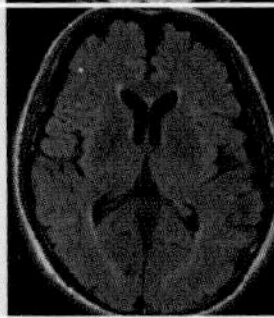
DWI （ディフュージョン）	• 発症急性期の脳梗塞が分かります。 • 発症数時間で，脳梗塞病変は白く描出されます。 • 発症経過や症状，既往歴なども考慮してアセスメントすることが重要です。	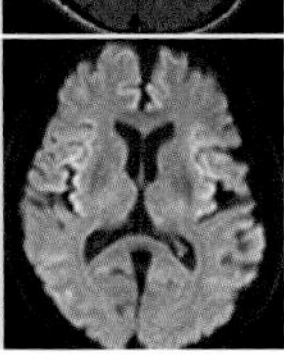

2. 押さえるべき5つのスライス① 中心溝レベル

5つのスライスを，脳の上から順番に見ていきましょう。

ペーパークラフト② MRIクラフト
ペーパークラフト③ 錐体路クラフト

1）中心溝レベルの探し方

まずは，脳表のシワが見えるところを探してください。そこが中心溝レベルです。このスライスは，前頭葉と頭頂葉を見ることができます。

ポイントは，「逆Ω（オメガ）」サインを見つけることです。

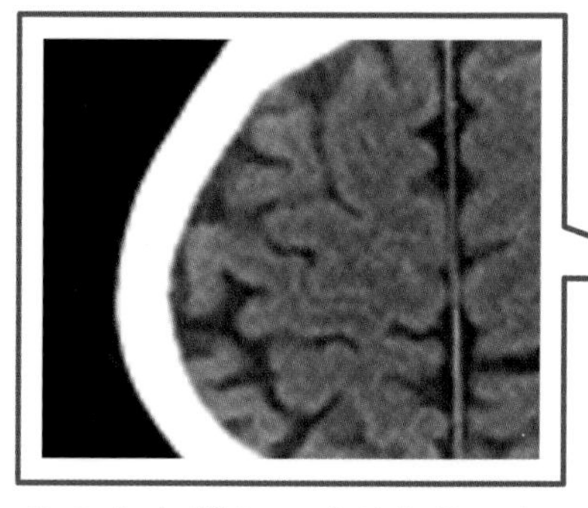

Ωの文字がひっくりかえったように見えるところがサイン

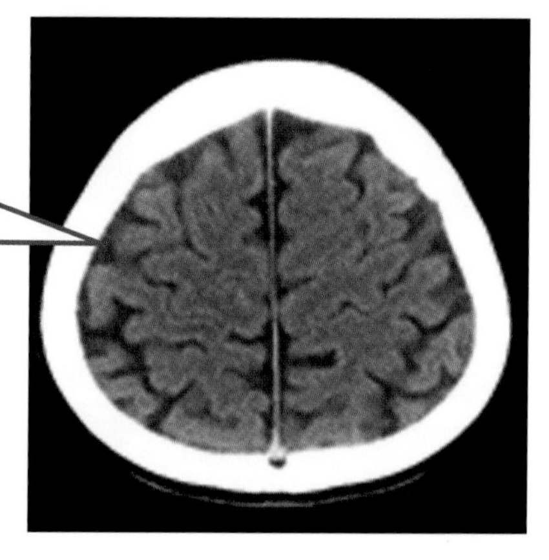

中心溝レベル

前頭葉
頭頂葉
側頭葉
後頭葉

2）中心溝レベルには何が見える？

脳の頭頂部の大脳皮質には，主に中心前回，中心後回，頭頂連合野の３つがあります。中心溝レベルのスライスで，「逆Ωサイン」を見つけることができると，この３つの位置をおおよそ把握することができます。

中心溝（逆Ω）サイン

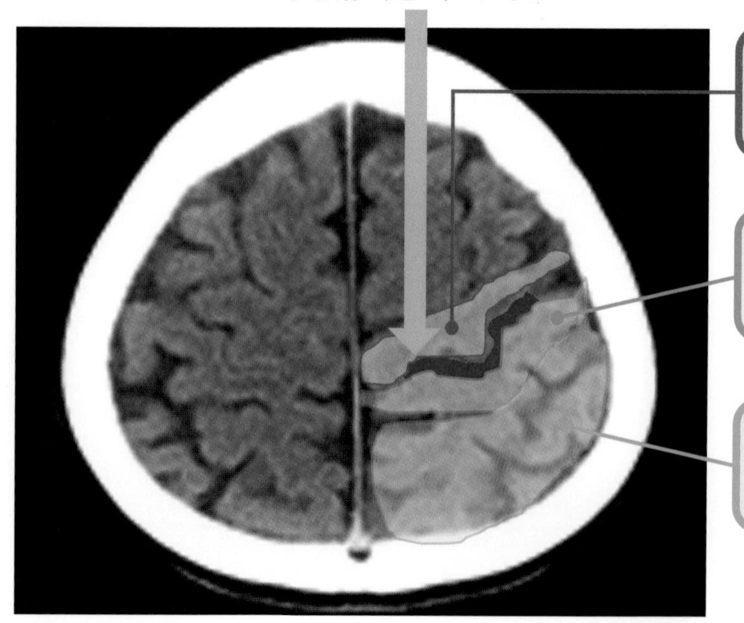

中心前回
• 逆Ωサインの前にある

中心後回
• 逆Ωサインの後ろにある

頭頂連合野
• 中心後回の後ろにある

3）損傷するとどうなるのか？

中心前回が損傷すると，対側の麻痺が生じます。中心後回が損傷すると，対側の感覚障害が生じます。頭頂連合野が損傷すると，失行や失認などの高次脳機能障害が見られる可能性があります。

中心前回
- 一次運動野
- 随意運動の司令塔

【障害】対側の麻痺

中心後回
- 一次感覚野

【障害】対側の感覚障害

頭頂連合野
- 各種の感覚（視覚，聴覚など）から得た情報を統合処理する役割を担う

【障害】失行・失認など（優位半球ではゲルストマン症候群）

4）中心溝レベルの錐体路

５枚のスライスに沿って，順を追いながら神経の位置を見ていきましょう。

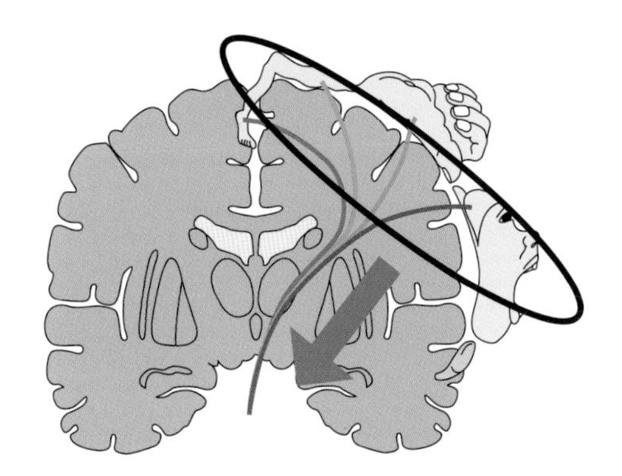

中心前回は，錐体路のスタート地点にあたる

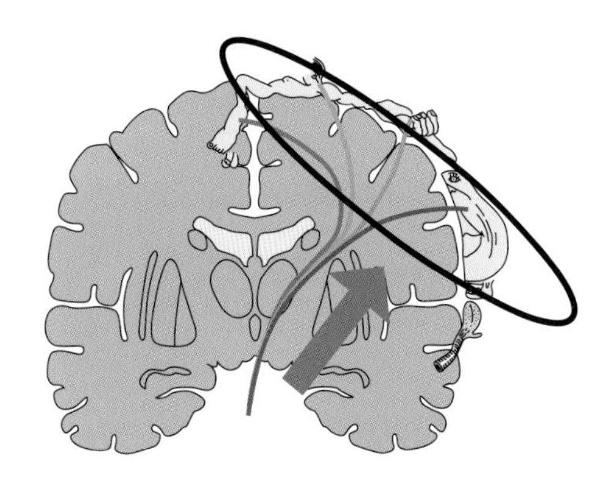

中心後回は，感覚神経のゴール地点にあたる

さらにレベルアップの視点

前頭葉や頭頂葉などの位置が理解できたら，次は左右に違いがないか比較してみましょう。画像の種類によって，白くなっている部分や黒くなっている部分があるかもしれません。損傷部位と患者の症状を確認してみましょう。

特に高次脳機能障害は，右脳と左脳で症状にも違いがあります。

押さえるべき5つのスライス② ハの字レベル（側脳室レベル）

1）ハの字レベルの探し方

次のスライスでは，まず「ハ」の字の部分を探してください。画像の真ん中部分に注目してみましょう。「ハ」の字になっている部分があります。この「ハ」の字の部分が側脳室です。側脳室は，髄液を産生している部分でもあります。

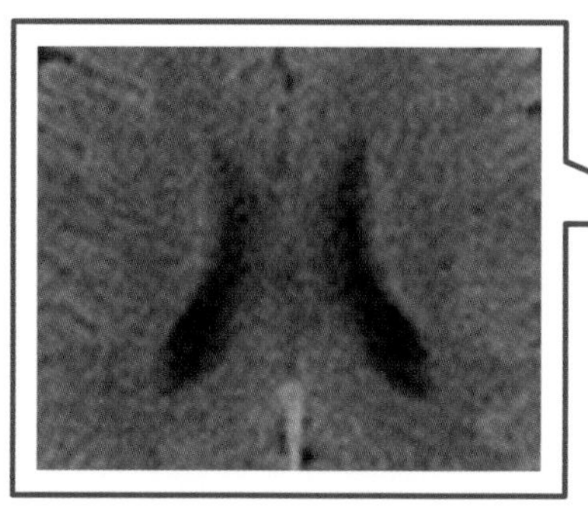

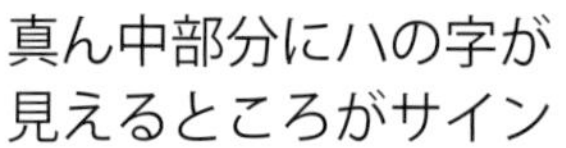

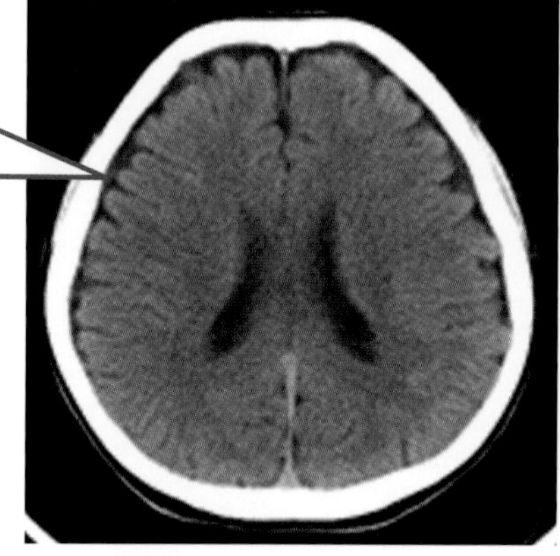

ハの字レベル

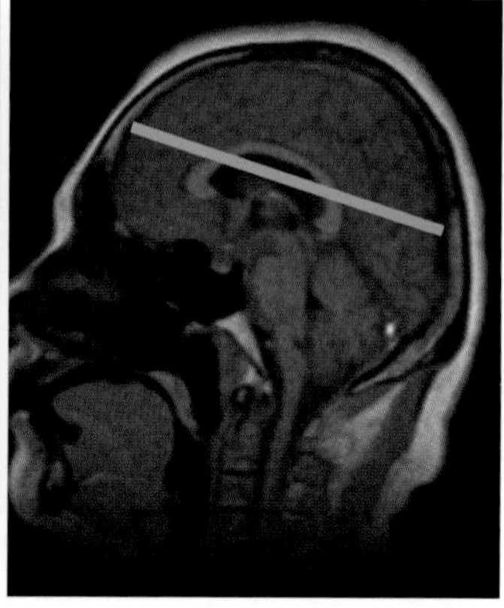

2）ハの字レベルには何が見える？

放線冠は，錐体路の通り道であり，脳梗塞などの好発部位の一つです。中心溝レベルでも説明した頭頂連合野は，このスライスでも確認できます。角回，縁上回があります。角回は，文字や記号を読んだり書いたりできるように情報を変換する機能があり，パソコンの変換キーのような役割を担っています。縁上回は，視覚や感覚で得た情報から物の認識ができます。

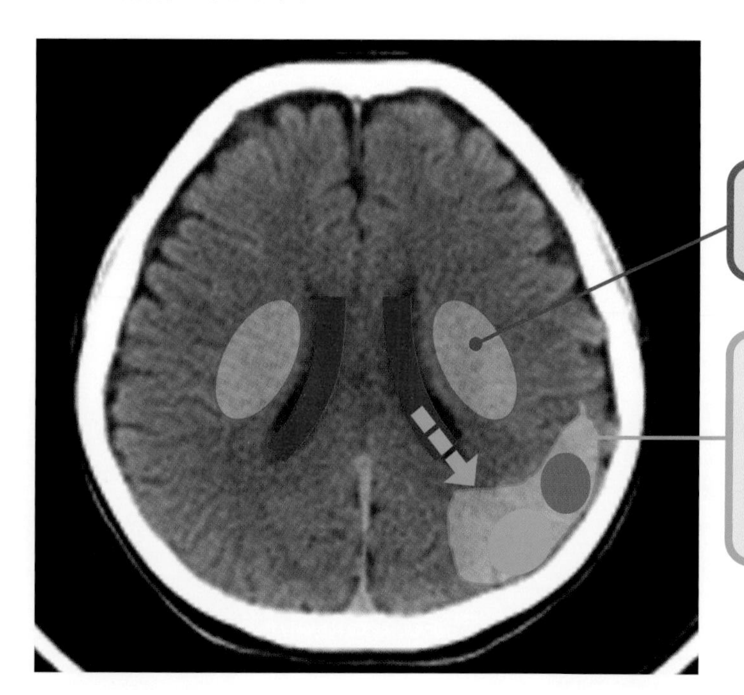

放線冠
- ハの字のすぐ隣にある

頭頂連合野
- 「ハ」の字の延長線上にある

●角回：読み・書き・計算
●縁上回：物の認識

3）損傷するとどうなるのか？

放線冠は錐体路の通り道であり，前述した中心前回からスタートした神経線維が１つの束になる部分です。そのため，脳梗塞や脳出血などによって損傷してしまうと，対側の麻痺や感覚障害が出現します。主に中大脳動脈領域の病変で損傷されやすいです。

頭頂連合野は，皮質下出血や中大脳動脈領域の脳梗塞で損傷されることが多いです。左右の違いはありますが，さまざまな失行や失認など高次脳機能障害が起こり得ます。

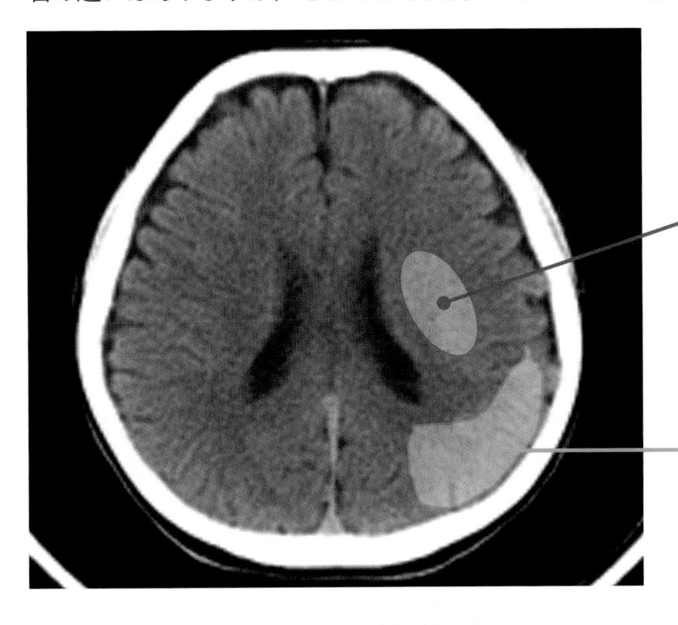

4）ハの字レベルの錐体路

神経線維の束となっている放線冠の中でも，神経の分部が分かれています。同じ放線冠の損傷でも，どの部位がどの程度損傷されているのかによって，症状にも違いがあることがあります。実際には，放線冠の中でも前側から顔面⇒上肢⇒体幹⇒下肢というようになっています。

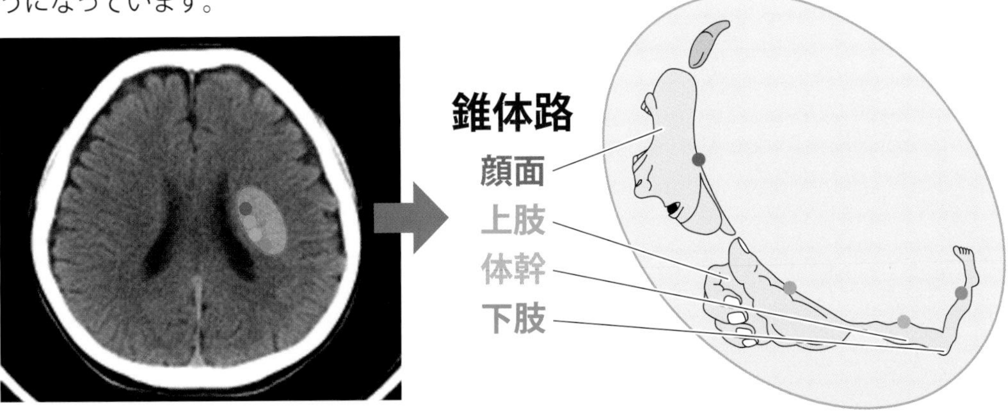

さらにレベルアップの視点

側脳室の位置を理解できたら，水頭症や脳室内出血を発症した時に見つけることができます。放線冠が脳浮腫など一時的な損傷であれば，麻痺の状態が改善してくることもあります。

押さえるべき5つのスライス③ 内包レベル

1）内包レベルの探し方

内包レベルのスライスでは，主に視床，被殻，内包，言語野など重要な部分の確認ができます。まずは，「Y」の字の部分を探しましょう。Yの字を見つけたら，そのスライスが内包レベルです。

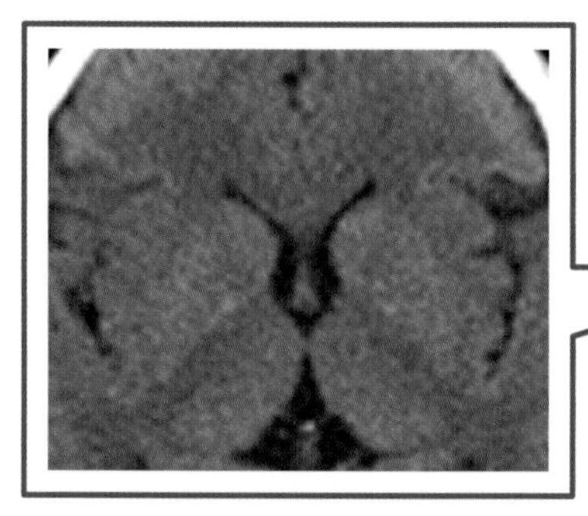

真ん中部分にYの字が見えるところがサイン

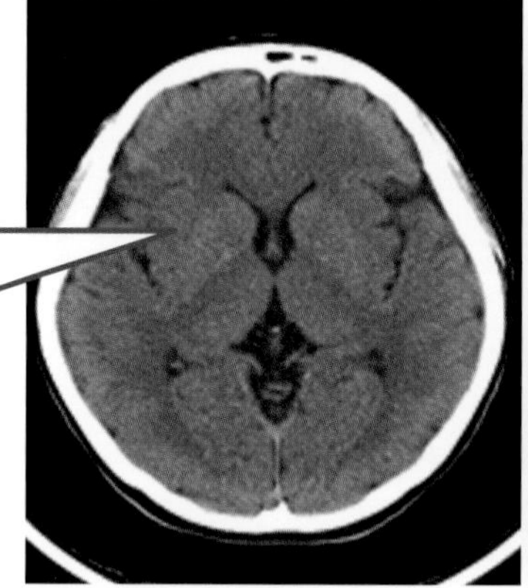

内包レベル

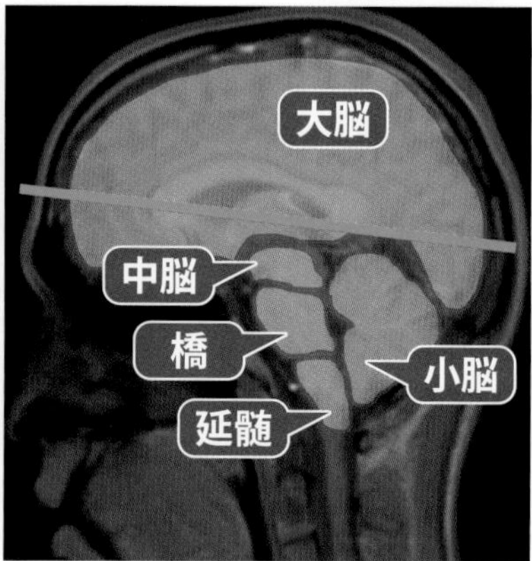

2）内包レベルには何が見える？ ～「く」の字が分かると視床と被殻が分かる！

構造が複雑に見えますが，以下のような流れだと，簡単に見つけることができます。Yの字（側脳室）⇒くの字（内包）⇒くの字の内側（視床）⇒くの字の外側（被殻）

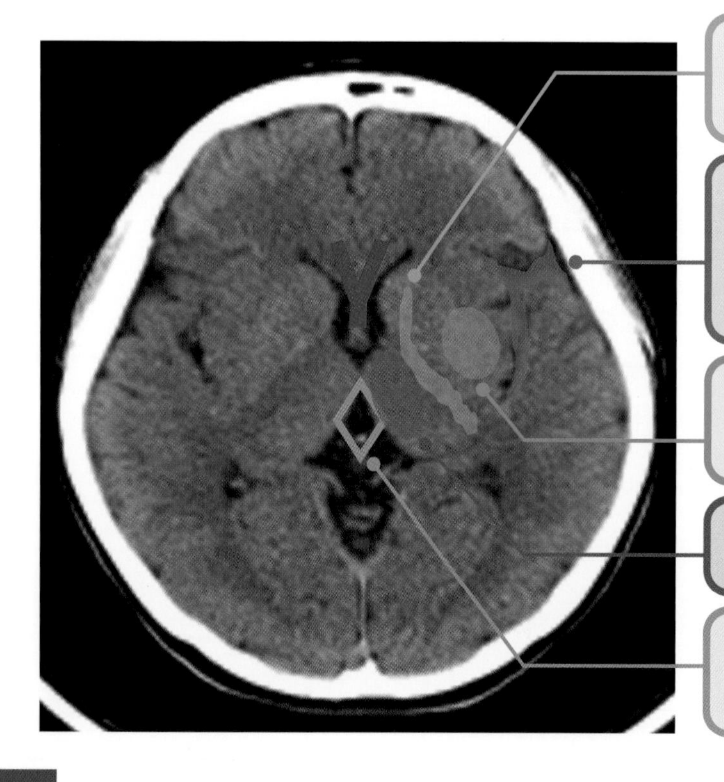

内包
- Yの字の横，左右対称に「くの字」になっている部分

シルビウス裂
- 内包のさらに外側にある
- 前頭葉と側頭葉を分ける脳の溝
- 手術の際，脳内への侵入は，主にこの溝部分から入っていく

被殻
- 内包の外側に位置する
- 内包とシルビウス裂の間にある

視床
- 内包と第3脳室の間にある卵型に見える部分

第3脳室
- Yの字の下，ダイヤ型の黒い部分
- 髄液の通り道の1つ

3）損傷するとどうなるのか？
〜内包レベルでは言語中枢も分かる！

内包レベルのスライスでは，言語中枢の確認ができます。言語中枢は優位半球（通常は左）に存在し，大きく分けてブローカ野（運動性言語野）やウェルニッケ野（感覚性言語野）の2つが存在します。

失語症の患者とかかわることも多々ありますが，その時に画像から障害部位を把握しておくと，失語症患者との介入の糸口を見つけることができます。

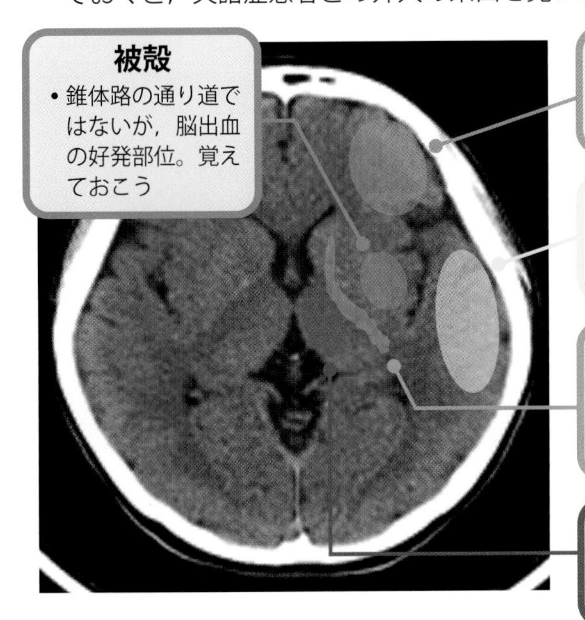

4）内包レベルの錐体路

内包の中でも特に内包後脚と呼ばれる部分に，錐体路が集中しています。内包後脚の中にも神経の分布があり，放線冠の場合と同様に顔面⇒上肢⇒体幹⇒下肢というようになっています。

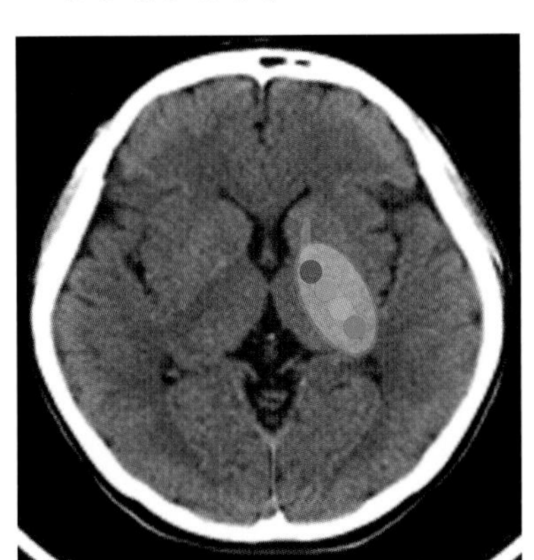

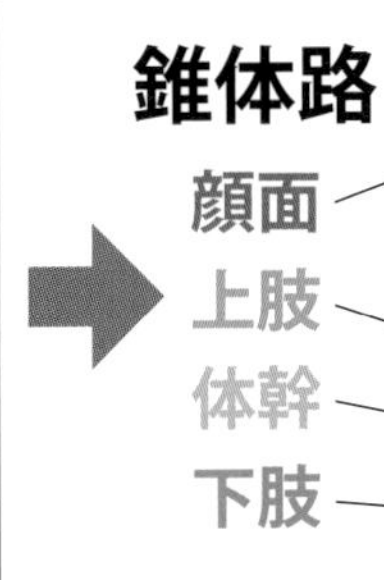

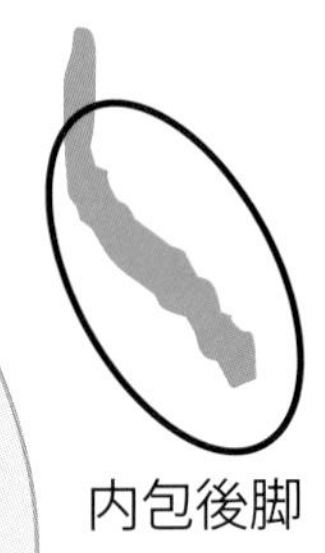

さらにレベルアップの視点

同じ脳出血でも，部位によって治療方法が異なります。例えば，内包レベルで見つけた視床出血と被殻出血では，視床出血は手術適応外ですが，被殻出血は手術適応とされています。画像から分かる構造物を理解することで，その理由をひも解くことができます。

押さえるべき5つのスライス④ 中脳レベル

1）中脳レベルの探し方
～ねずみを探せ！ 合言葉は「ちゅーちゅー中脳」

このスライスでは，まず「ねずみ」を探します。ねずみはどこでしょう？

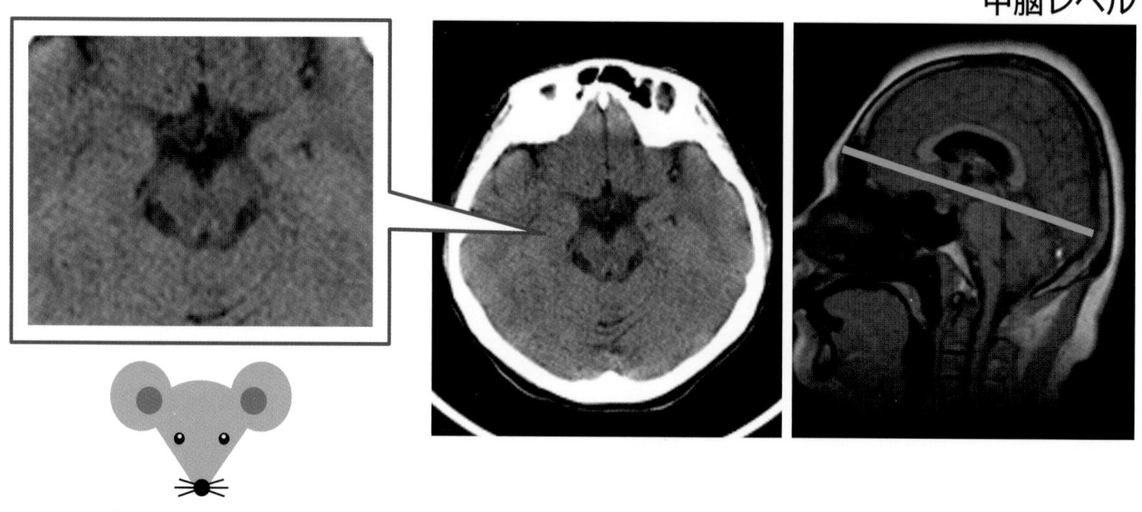

2）中脳レベルには何が見える？

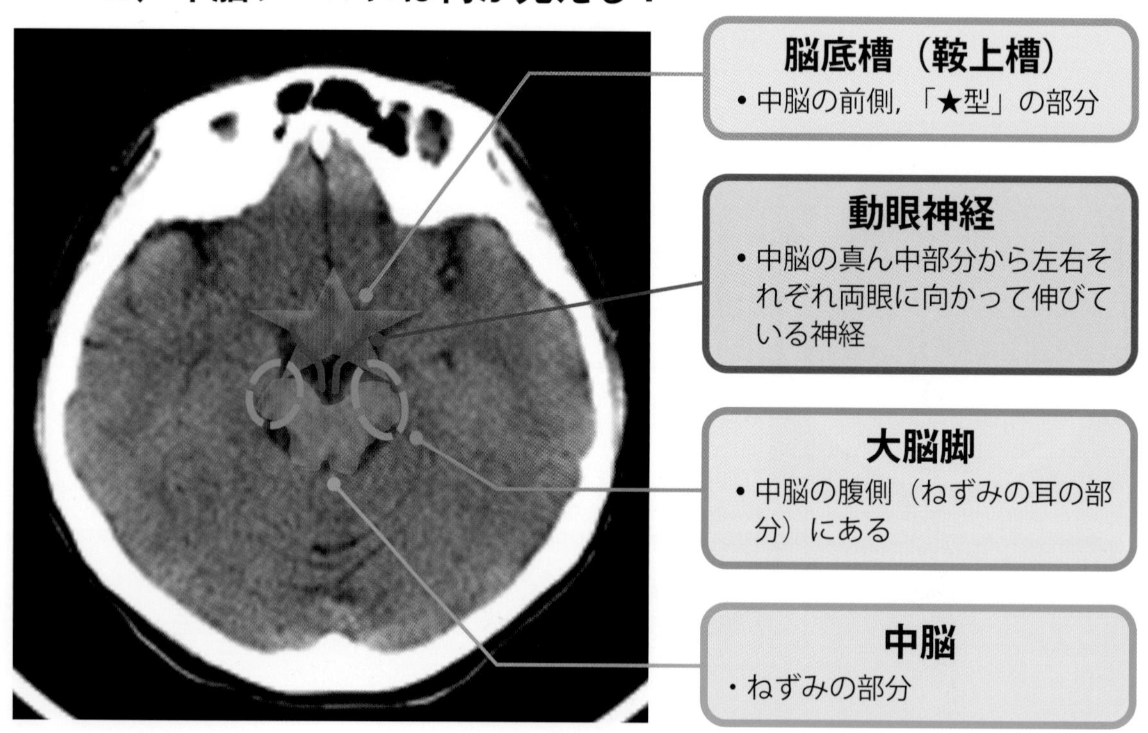

3）損傷するとどうなるのか？

脳ヘルニアの一つでもある，鉤ヘルニアによって中脳が圧迫された場合，同側の瞳孔が散大します。中脳が障害されている原因によって，重症度や緊急性は異なります。

脳ヘルニアによる瞳孔異常は危険なサインです。中脳自体が損傷していなくても，中脳から眼球方向に伸びている動眼神経が，内頸動脈―後交通動脈分岐部（IC-PC）の動脈瘤によって圧迫されている場合も，動眼神経麻痺が出現します（切迫破裂の動脈瘤）。この場合は，動脈瘤が完全に破裂しているわけではなく，破裂が迫っている状態であり，画像上でSAHの所見はなくても，緊急で処置が必要になります。

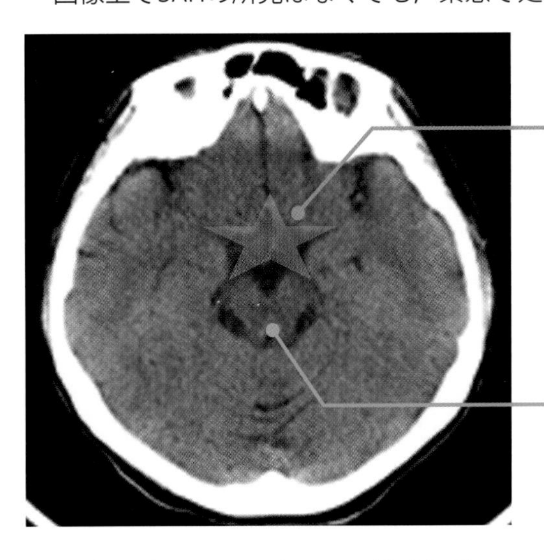

脳底槽

- ウィリス動脈輪があり，SAHの血腫が見られやすい
- 少量の出血でも見つけやすいので，まずこの部分の出血を確認する
- CT画像なら出血は白く写る

中脳

- 大脳脚が損傷すると，錐体路の通り道のため，小さな病変でも対側の麻痺を生じる
- 中脳には動眼神経核が存在するため，何らかの原因で中脳が圧迫されると，動眼神経麻痺を生じる

【障害】対側の麻痺（大脳脚）
瞳孔不同（動眼神経麻痺）

4）中脳レベルの錐体路

中脳の大脳脚（ねずみの耳部分）にも，錐体路の神経線維の分布があります。

中央側から顔面⇒上肢⇒体幹⇒下肢という分布になっています。

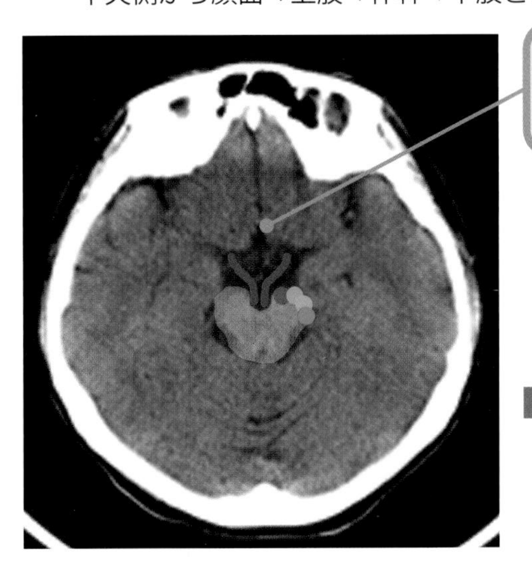

動眼神経

- 動眼神経の走行は交差しないため，同側支配の神経となる
右動眼神経＝右眼　　左動眼神経＝左眼

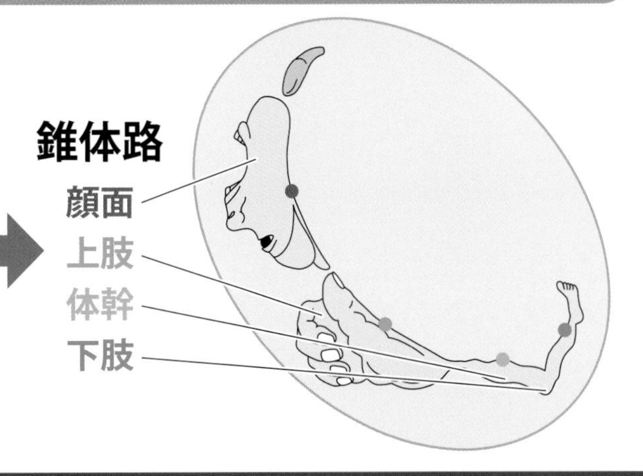

さらにレベルアップの視点

脳ヘルニアが予測される病態の時には，中脳レベルをチェックしてください。ねずみの形が歪んでいたら，患者の意識レベルや瞳孔所見を確認してみましょう。

押さえるべき5つのスライス⑤ 小脳レベル

1）小脳レベルの探し方～「てるてる坊主」を探せ！

このスライスでは，まず「てるてる坊主」を探します。てるてる坊主の頭の部分が，橋になります。そして，てるてる坊主の体にあたる部分が小脳になります。

小脳レベル

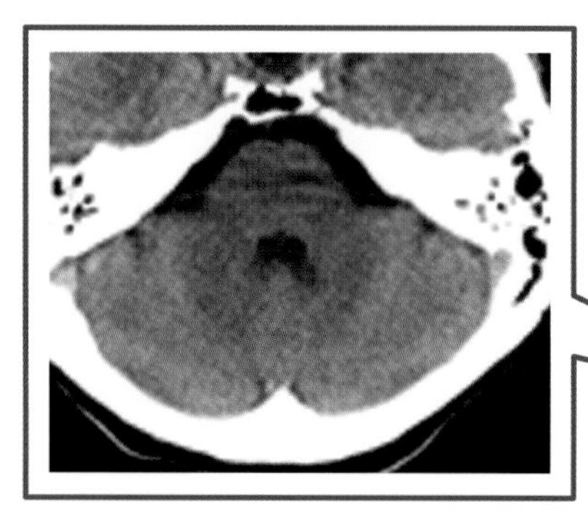

画像中央下あたりに
てるてる坊主が見える

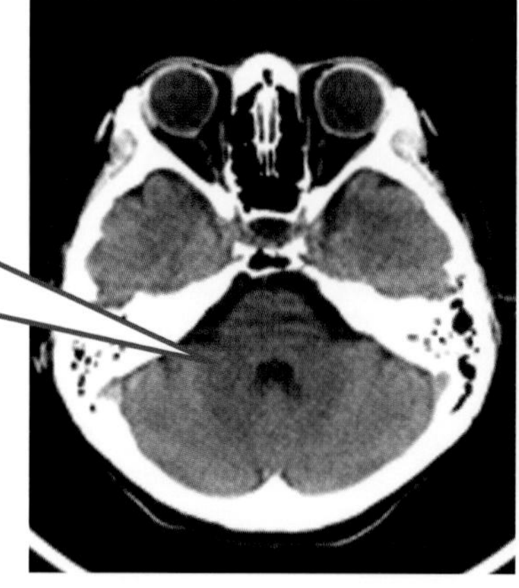

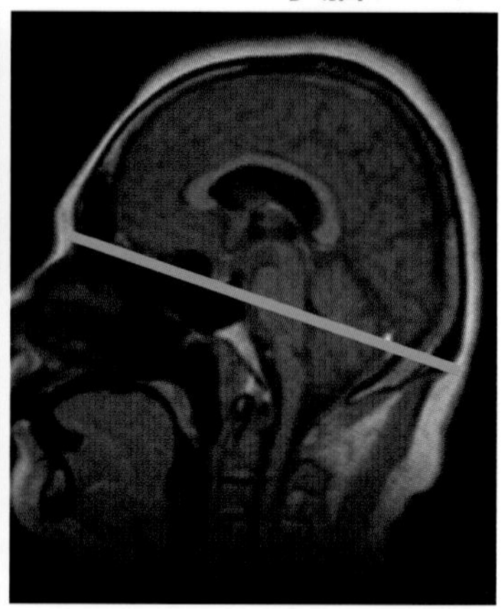

2）中脳レベルには何が見える？

小脳は，左右の小脳半球と中央部の小脳虫部に分かれています。橋と小脳の間に，第4脳室という髄液の通り道があります。また，第4脳室の両サイドには，橋と小脳があり，それらがつながって「橋がかかっている」ように見えるのも特徴です。脳幹（中脳・橋・延髄）と小脳がつながっている画像を見たら，そこは脳幹の中でも橋です。

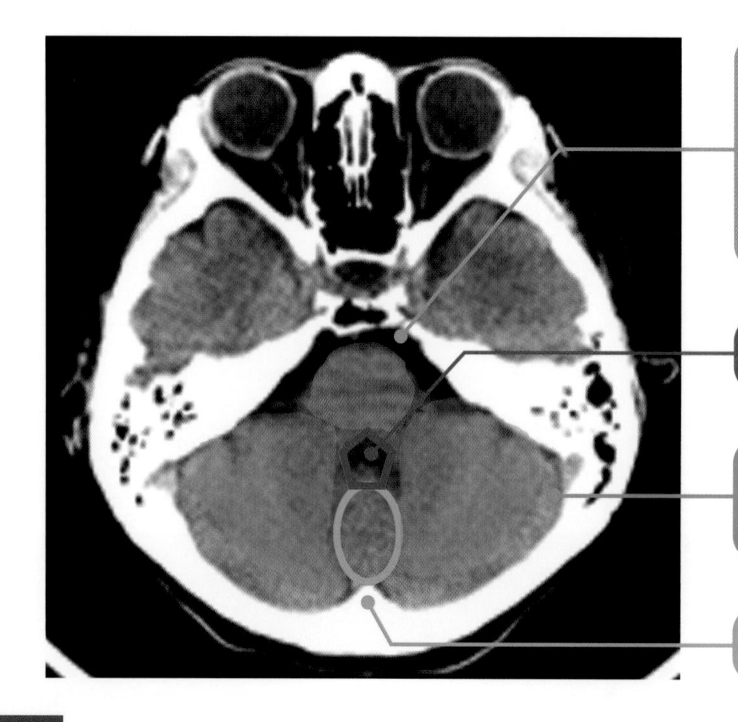

橋
- てるてる坊主の頭の部分
- 脳幹の一部で錐体路や感覚路，12神経の中でもいくつかの神経核が存在している部分

第4脳室

小脳半球
- てるてる坊主の体の部分

小脳虫部

3）損傷するとどうなるのか？

①橋

腹側には錐体路があり，背側には意識や感覚路があります。橋自体は，小さなスペースですが，損傷部位によっては麻痺や眼球運動障害による複視，意識障害など，多彩な症状が出現します。出血量が少なくても重症化することがあるので，注意が必要です。

②小脳

錐体路の通り道ではありませんが，運動の協調や平衡機能に関与しており，失調など特徴的な症状を呈します。失調のほかにもめまいや嘔気が持続し，身体的・精神的な苦痛も伴います。

また，小脳が位置している後頭蓋窩は狭い場所であり，脳幹（中脳・橋・延髄）とも隣接しています。そのため，重症な小脳梗塞や小脳出血では，小脳が腫れ上がることで小脳扁桃ヘルニアを起こしやすく，呼吸状態が悪化（失調性呼吸やチェーンストークス呼吸など）し，生命の危機に陥ります。また，小脳の出血や腫れにより第４脳室が閉塞し，急性水頭症を引き起こすなどの危険があります。

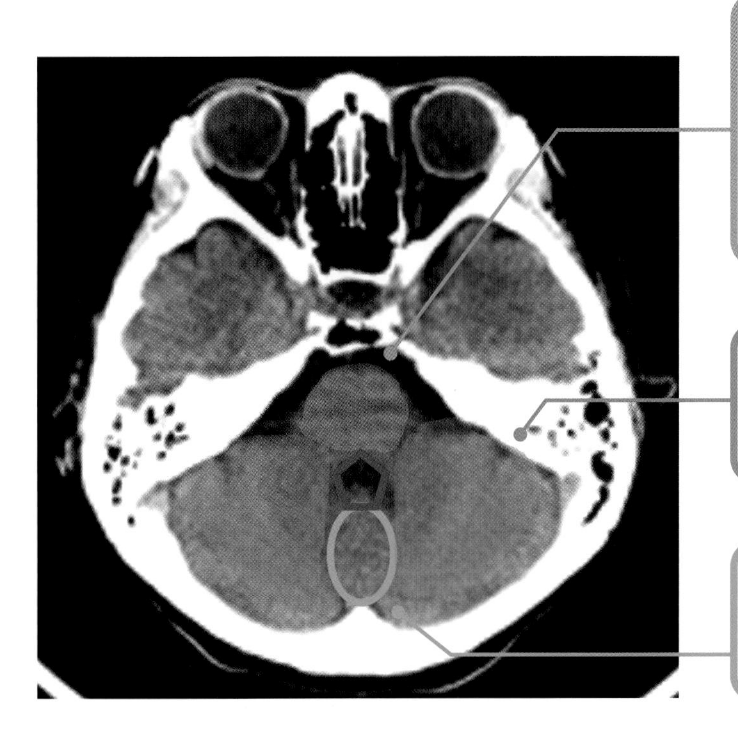

さらにレベルアップの視点

出血量や梗塞後の脳浮腫の状態によっては，急変してしまう可能性のある部位であるため，画像所見から急変のにおいを察知して，重篤化回避につなげていくことが大切です。

3. 脳血管と画像

塗り絵① 灌流領域に色を塗って覚えよう
塗り絵② 血管ごとに色分けしてみよう

1）MRA

脳血管の検査にはさまざまありますが，主に血管造影やCTA，MRAなどで評価します。脳血管を評価することで，脳動脈瘤や脳動脈の閉塞や狭窄，血管解離，血管奇形などを発見することができますが，いざ画像を見ても教科書どおりでないことも多く，脳血管画像を見ても，「どこの血管なのか？」「どこに異常があるのか？」という声をよく耳にします。この項目では，MRAの正面・側面・底面の画像から，その血管がおおよそどの血管であるか整理していきます。脳血管は基本的には左右対称になっているので，左・右に非対称な部分がないかを確認しましょう。

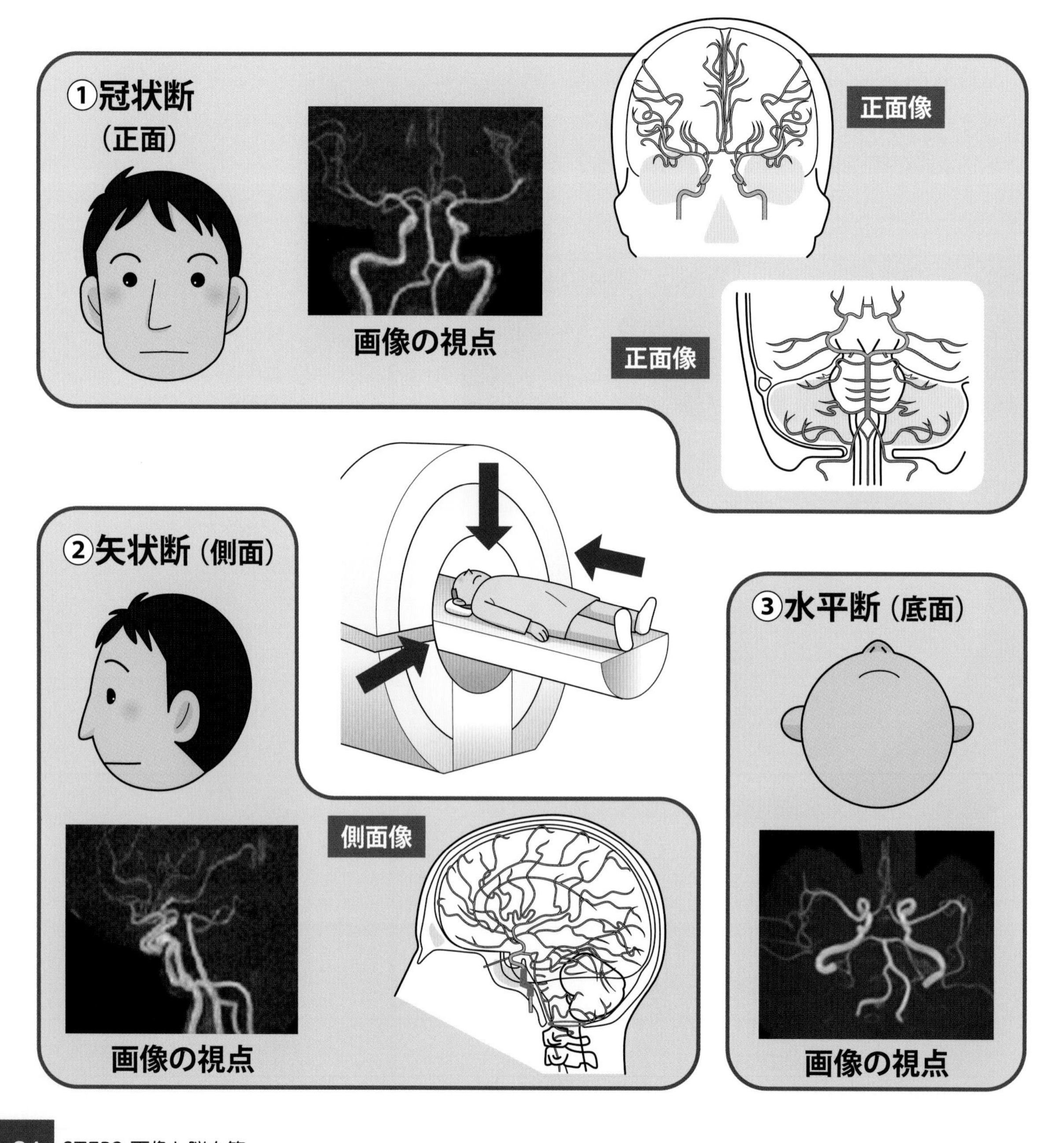

2）頭に入る血管は４本！～主幹動脈と覚えておきたい穿通枝

複雑な脳血管も，元をたどれば①～④の４本の血管から枝分かれしています。その４本は，前後で分けることができ，前の２本は内頸動脈で前方循環と呼び，前方循環系には内頸動脈（ICA）と，そこから分岐する左右の前大脳動脈（ACA），左右のACAをつなぐ前交通動脈（A-com），中大脳動脈（MCA）があります。

後ろの２本は左右の椎骨動脈で後方循環と呼び，脳幹や小脳，後頭葉を栄養します。後方循環系には椎骨動脈（VA）と脳底動脈（BA）があり，脳底動脈の先端部からが後大脳動脈（PCA）となります。

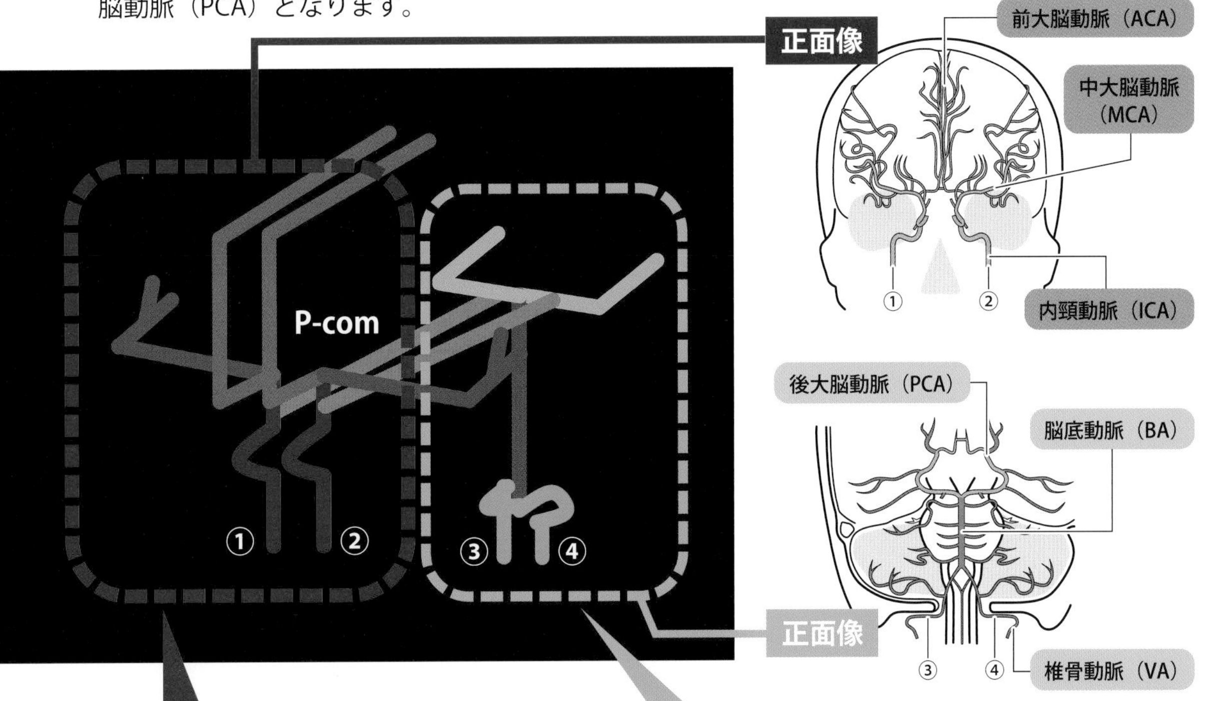

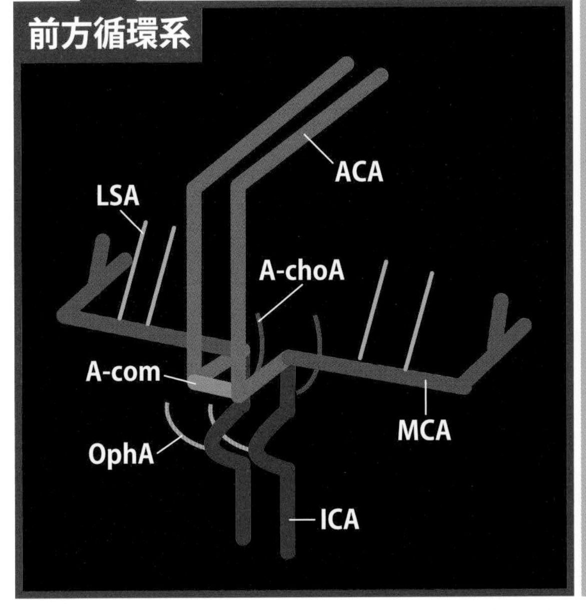

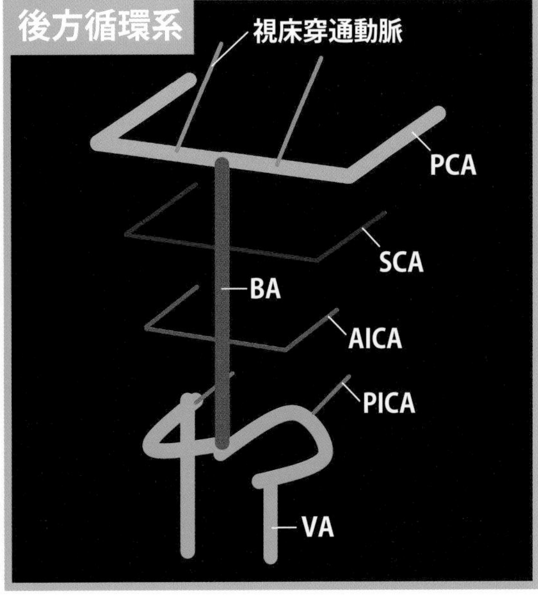

※主幹動脈は太めの線で表示，穿通枝動脈は細めの線で表示

3）代表的な血管の名称・略語・灌流領域

- 主幹動脈は，脳動脈の中心となる太い血管（2～3 mm）。
- 穿通枝動脈は，主幹動脈から分岐する細い血管（1 mm以下）で，錐体路の一部である内包や脳幹にも栄養している。
- 主幹動脈から脳の表面へつながる血管は，皮質枝とも呼ばれる。
- 脳動脈間には相互に補完し合う関係があり，常に支配域が一定なわけではない。

		血管名	略称	灌流領域および機能
前方循環系	主幹動脈	**内頸動脈** internal carotid artery	**ICA**	大脳
		前大脳動脈 anterior cerebral artery	**ACA**	前頭葉・頭頂葉の内側
		前交通動脈 anterior communicating artery	**A-com**	左右のACAをつなぐ 左右の脳血管を交通させることで血流を補う 動脈瘤の好発部位の一つ
		後交通動脈 posterior communicating artery	**P-com**	ICAとPCAをつなぐ 前後の脳血管を交通させることで血流を補う
		中大脳動脈 middle cerebral artery	**MCA**	側頭葉を中心に前頭葉と頭頂葉の外側
	穿通枝動脈	**レンズ核線条体動脈** lenticulo-striate artery （MCAから分岐）	**LSA**	被殻や内包前脚
		眼動脈 ophthalmic artery （ICAから分岐）	**OphA**	眼への血流を補い，内頸動脈系のTIA症状で一過性黒内障という視野障害が見られる
		前脈絡叢動脈 anterior choroidal artery （ICAから分岐）	**A-choA**	内包後脚・扁桃体 外側膝状体
後方循環系	主幹動脈	**脳底動脈** basilar	**BA**	脳幹（中脳・橋）
		椎骨動脈 vertebral artery	**VA**	脳幹（延髄）
		後大脳動脈 posterior cerebral artery	**PCA**	後頭葉・頭頂部の一部
	穿通枝動脈	**上小脳動脈** superior cerebellar artery （BAから分岐）	**SCA**	中脳・橋の一部と小脳上面
		前下小脳動脈 anterior inferior cerebellar artery （BAから分岐）	**AICA**	延髄外側部・小脳下面
		後下小脳動脈 posterior inferior cerebellar artery （VAから分岐）	**PICA**	延髄外側部・小脳下面

4）脳血管の灌流領域

①中心溝レベルの灌流領域

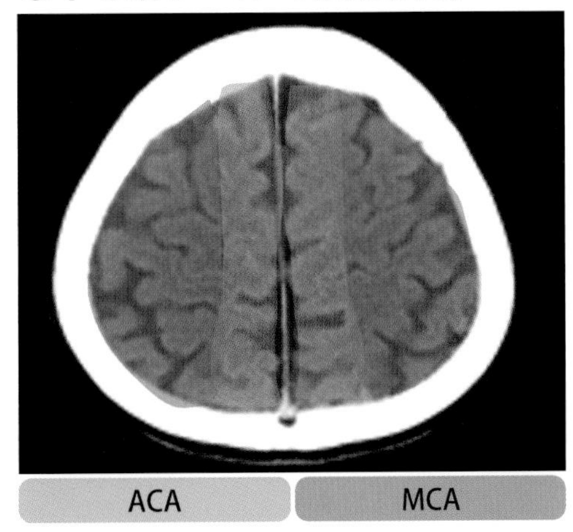

②ハの字レベルの灌流領域

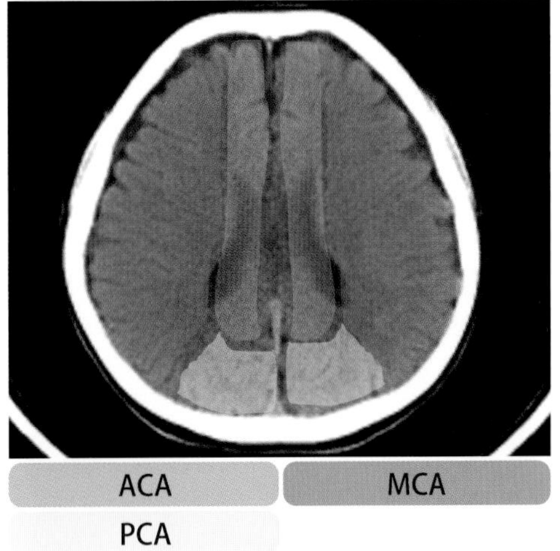

③基底核レベルの灌流領域

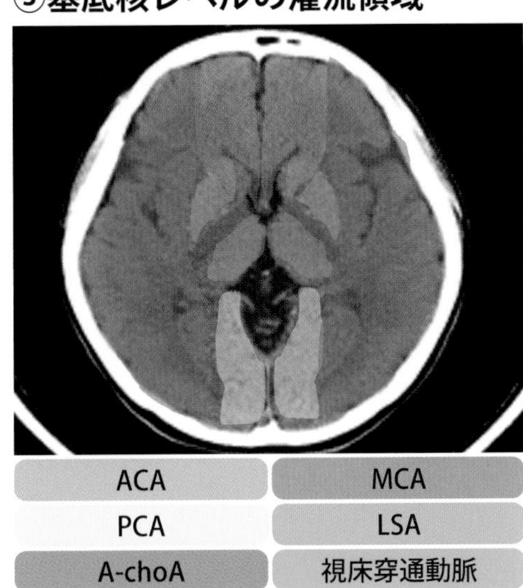

④脳幹レベルの灌流領域

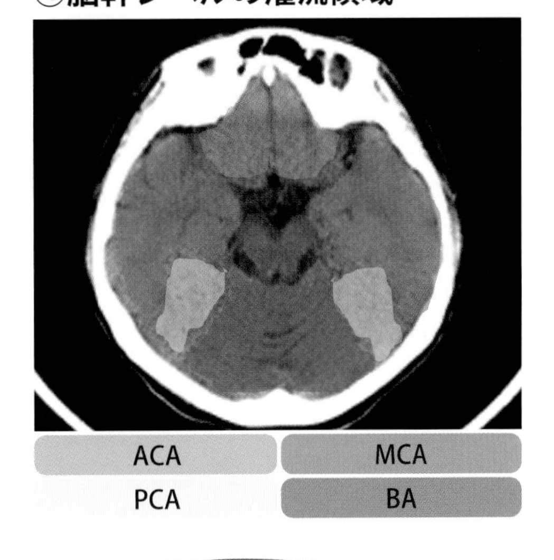

⑤小脳レベルの灌流領域

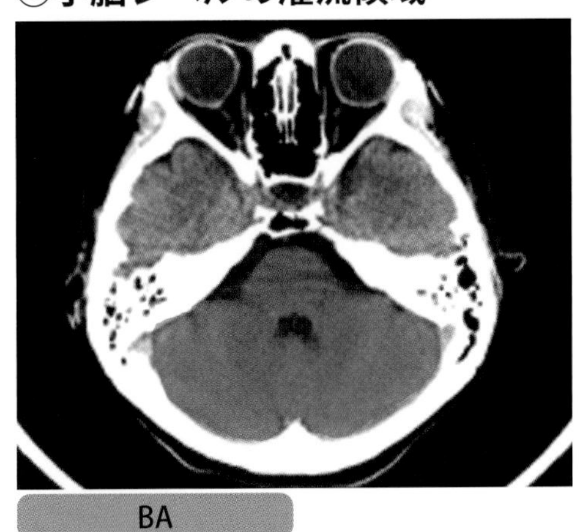

脳動脈間には相互に補完し合う
関係があって，
常に支配域が
一定なわけではありません

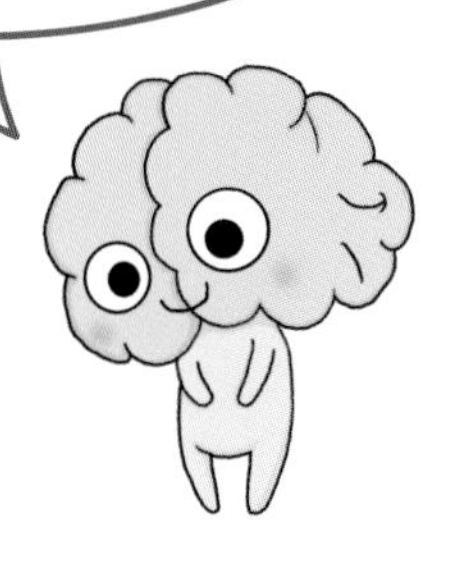

5）MRA画像から見えるもの

①MRA正面像

前方循環，後方循環ともに左右の違いを比較できます。どこの血管に，どのような左右差があるのかを確認し，その患者に見られている症状などを結びつけながらアセスメントする必要があります。血管の閉塞や狭窄が分かれば，症状の予測や観察のポイントの理解につながります。

前方循環

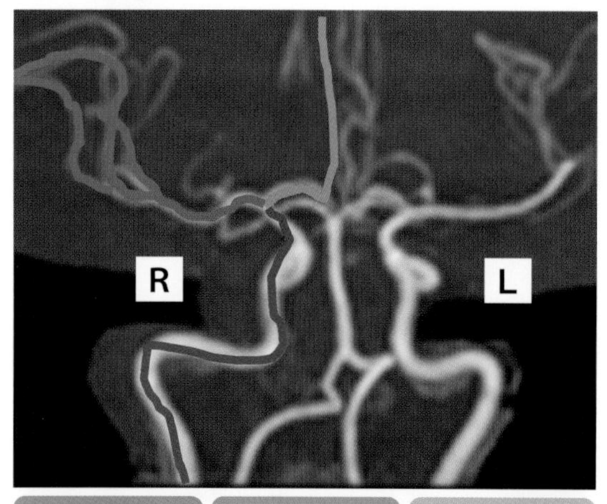

内頸動脈（ICA）　中大脳動脈（MCA）　前大脳動脈（ACA）

後方循環

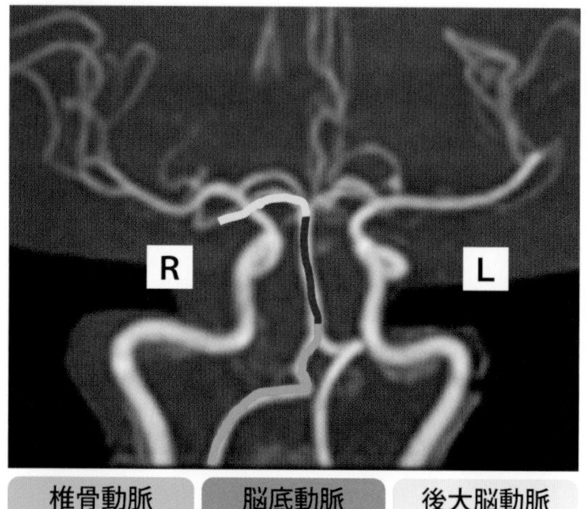

椎骨動脈（VA）　脳底動脈（BA）　後大脳動脈（PCA）

②MRA側面像

正面像のような左右差の評価ではなく，側面から大脳の灌流領域を確認できます。

また，側面像では内頸動脈（ICA）から分岐する眼動脈（OA），前脈絡叢動脈（A-choA）など重要な穿通枝を確認することができます。穿通枝はMRAで確認できないこともあり，その場合は脳血管造影でよりはっきりと確認することができます。

前方循環

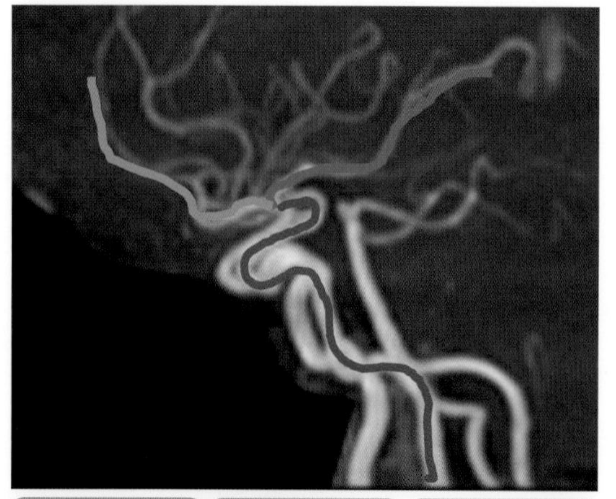

内頸動脈（ICA）　中大脳動脈（MCA）　前大脳動脈（ACA）

後方循環

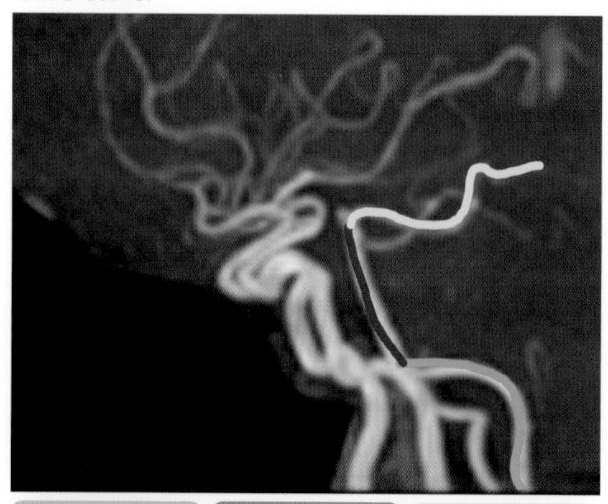

椎骨動脈（VA）　脳底動脈（BA）　後大脳動脈（PCA）

③MRA底面像

ウィリス動脈輪が見えます。ウィリス動脈輪は，脳底部で前交通動脈（A-com），前大脳動脈（ACA），内頸動脈（ICA），後交通動脈（P-com），後大脳動脈（PCA）で形成され，内頸動脈，あるいは椎骨・脳底動脈のどちらかの血流が妨げられた時にバイパスとして機能し，脳虚血を補います。ウィリス動脈輪は動脈瘤の好発部位です。

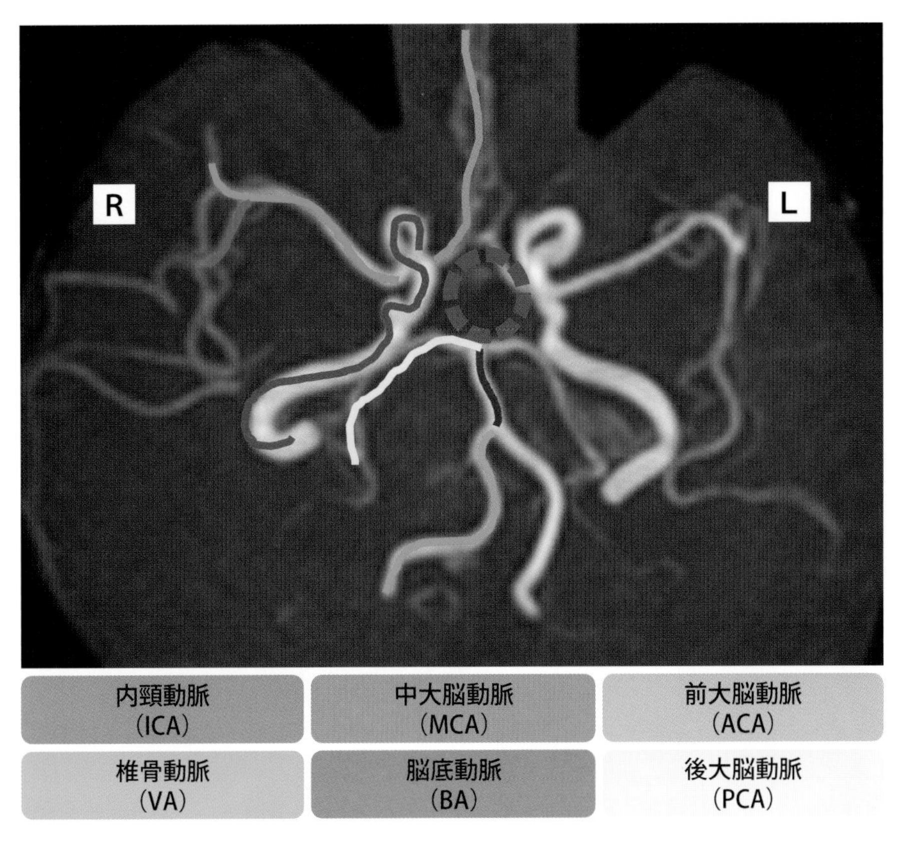

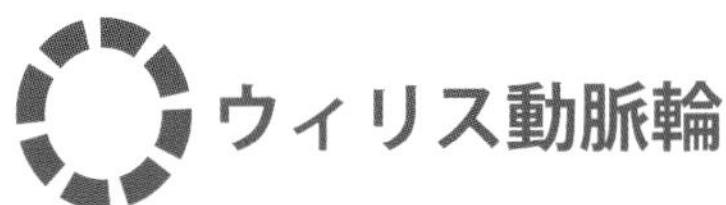

さらにレベルアップの視点

脳血管の理解のために，血管をマーカーペンなどでなぞってみましょう。ほぼ左右対称になっているのではないでしょうか。もし，急に途切れている部分があれば，そこに何か病変があるかもしれません。途切れている血管名を確認し，支配領域をチェックしてみましょう。

STEP4 その他の疾患

1. 頭部外傷

頭部外傷は，転倒や交通事故など何らかの外的要因が加わることで皮膚・頭蓋骨・脳に損傷を来します。問題となるのは，外傷によって生じた出血などによる脳ヘルニアの進行などの二次的な損傷です。外傷性の疾患には，外傷性くも膜下出血や硬膜下血腫，硬膜外血腫などがありますが，ここでは臨床でも目にすることが多い慢性硬膜下血腫と急性硬膜下血腫を紹介します。

クロサブと呼ばれる

1）慢性硬膜下血腫（CSDH：chronic subdural hematoma）

転倒などの外傷により，硬膜下に出血が起こります。特徴としては急激に血腫ができるのではなく，徐々に血腫が増大し数週間～1カ月程度経過して症状が出ることが多いです。

症状は，血腫による脳の圧迫の程度によって異なります。初めは，頭痛・認知機能低下⇒尿失禁・歩行障害⇒意識障害・片麻痺というように症状が進行します。

治療は穿頭ドレナージ術を行い，たまった血腫をゆっくり（1～2日かけて）と排出します。術後，症状は改善することが多いですが，再発症例も多い病態です。

■慢性硬膜下血腫

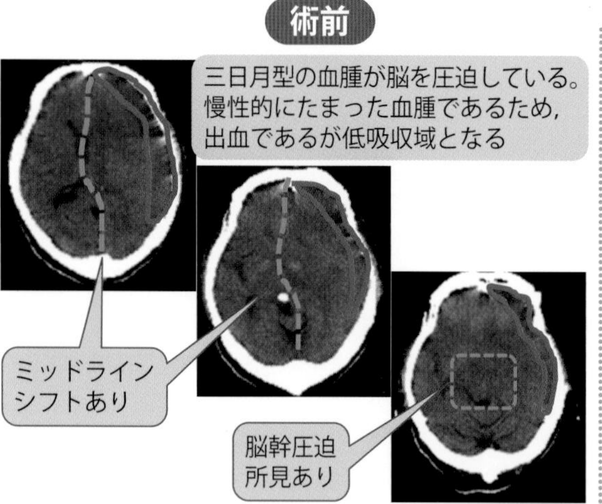

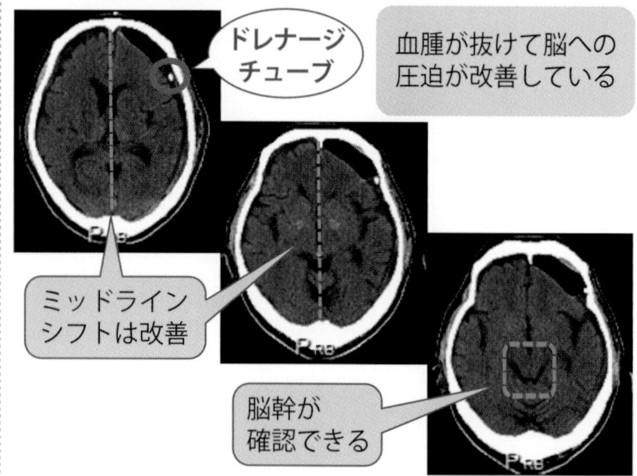

穿頭血腫ドレナージ術後のケアのポイント

①帰室後よりゆっくりと血腫を排出させる。

②血腫除去と共に症状は急激に改善する。

③ドレーンの留置は24～48時間。

④急激な排液は頭蓋内圧を急激に低下させ，再出血や痙攣の引きがねになる可能性がある。

⑤髄液が混入してきたら低髄圧を起こす可能性があるため，ドレナージは中止する。

2）急性硬膜下血腫（ASDH：acute subdural hematoma）

サブドラと呼ばれる

転倒や交通外傷などの受傷後，数時間以内に硬膜下に血腫ができ，意識障害や麻痺，脳ヘルニア徴候など急激に症状が進行します。

治療は開頭血腫除去術を施行しますが，脳ヘルニア所見があれば外減圧術（頭蓋骨を外す）を同時に行う場合もあります。慢性硬膜下血腫よりも予後不良ですが，脳実質に出血しているわけではないので，早急に対処できれば症状の改善も期待できます。

■急性硬膜下血腫

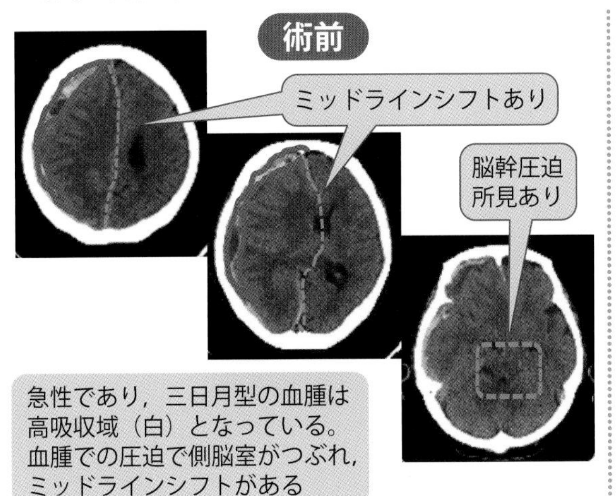

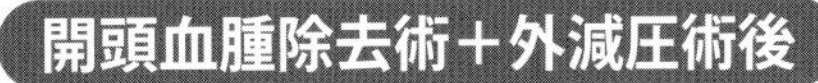

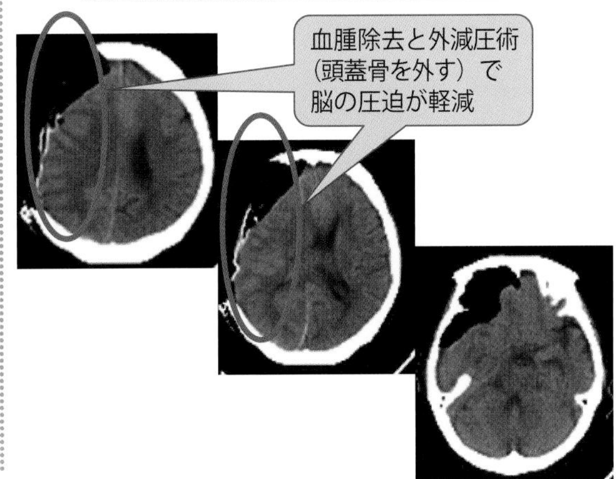

3）血腫が三日月型になるのはなぜ？

脳は硬膜・くも膜・軟膜という膜で保護されていますが，硬膜より外側で出血した場合は，骨と硬膜の間で凸レンズ型になります。しかし，硬膜下血腫では硬膜とくも膜の間で血腫ができるため，脳表の形に沿って三日月型の血腫となります。

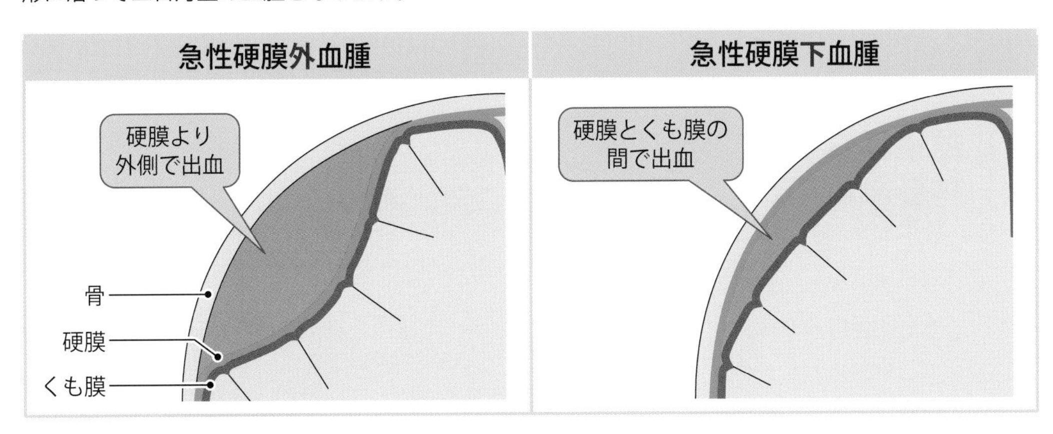

4）症状の悪化を見逃さないために！
切迫するD（Disfunction of CNS）をチェック

- □ JCS（30以上）
- □ GCS（合計８点以下や２点以上の急激な低下）
- □ 麻痺の出現
- □ 瞳孔不同
- □ クッシング現象などバイタルサイン変化
- □ 画像所見上でミッドラインシフト

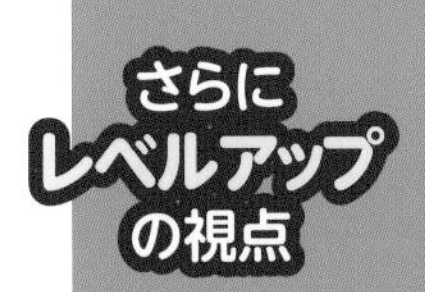

外傷患者の要注意所見として，「パンダの目」に注意しましょう。「パンダの目」がある時は，髄液鼻漏などを合併している可能性もあり，そこから感染すると髄膜炎になることもあります。そのため，ネーゼルエアウェイや経鼻挿管などは禁忌となります。

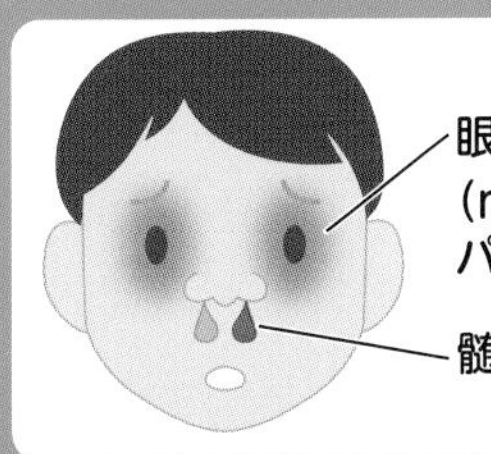

2. てんかん

癲癇と書いて「てんかん」と読みます。「たおれる」とPCで入力すると「顛」という字で変換されます。英語ではfallingsicknessと書きますが，Fallが「落ちる」「倒れる」という意味ですから，倒れる病気とも言えそうです。

1）てんかんは大きく２つに分けられる

てんかんには，「症候性てんかん」と「特発性てんかん」があります。

症候性てんかんは，脳出血や脳外傷によって生じる後天性のてんかんであり，特発性てんかんは，検査などによってもその原因が特定できない原因不明のものを指します。ここでは「症候性てんかん」について解説します。

2）てんかんと痙攣

「てんかん」と「痙攣」を混同して考えてしまいがちですが，この２つは全く違うものです。「てんかん」は病気の名前で，「痙攣」は筋肉の不随意な運動のことを言います。痙攣はあくまでも症状の一つであり，てんかんという病気がもとで生じる筋肉の発作を「てんかん性の痙攣発作」と言います。

痙攣
骨格筋の発作的で不随意な収縮
↓
症状

てんかん
脳の過剰興奮により繰り返す運動性発作
↓
疾患

3）痙攣はなぜ起こるのか？神経細胞のバランス

前述したように，痙攣は「筋肉の不随意な運動」のことを言います。筋肉の運動には，それを伝えるための神経路が存在しています。この神経路を通って刺激が伝えられ，この刺激は微量な電気によって伝えられています。この神経路をもう少し細かく見ると，興奮性の神経細胞と抑制性の神経細胞から成り立っています。

神経伝達はこの内，興奮性の神経細胞間で，電気が伝わることによって行われます。

抑制性の神経細胞はどのような働きをしているかと言うと，興奮性の神経細胞で伝わる電気の量を調整しています。例えば，肘を曲げるという動作にしても，一方は筋肉を収縮させ，もう一方は筋肉を弛緩させる必要があるので，電気の量を調整しなければ，ちょうどよい運動ができないことになります。

■興奮性神経細胞と抑制性神経細胞（イメージ）

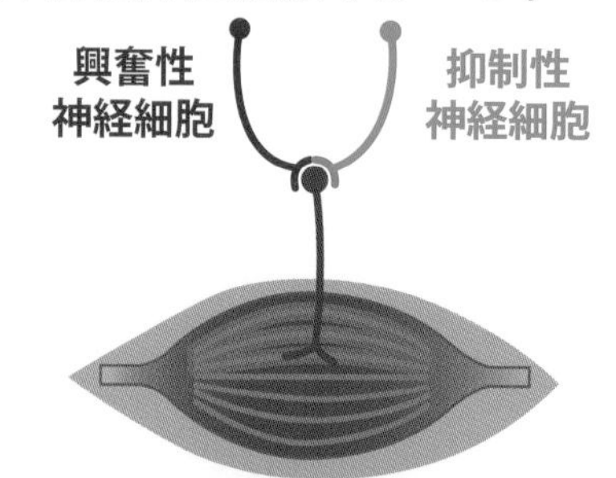

■抑制性神経細胞による電気の量の調整（イメージ）

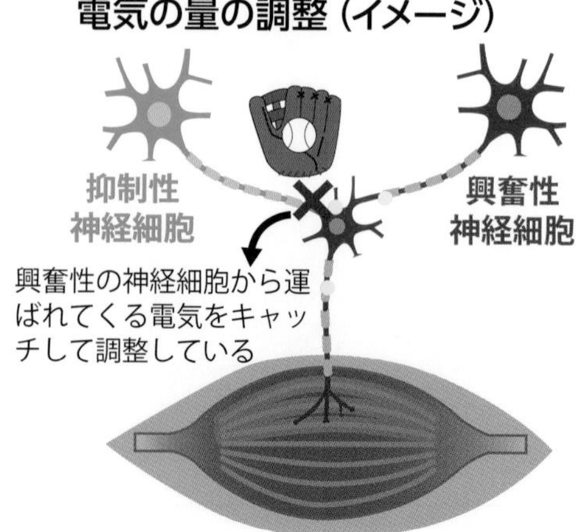

4）てんかん

例えば，脳出血や頭部外傷によって脳に傷ができると，これがてんかんの原因になります。脳の病気は見た目上，治ったかのように見えても，古傷のように残り，その周囲では興奮性の細胞と抑制性の細胞のバランスが崩れてしまっています。このバランスの崩壊によって電気の量を調整することができなくなり，脳内で異常な量の電気が放電されてしまいます。これがてんかん発作です。この異常な量の電気が筋肉に伝わると，痙攣発作という症状で出現します。

5）てんかんに使用される薬

てんかん発作に使用される薬には，大きく分けて２つの種類があります。これまでの経過から，興奮性の神経細胞から異常な量の電気が伝達することによって発生するのが，てんかんという病態であることが分かったと思います。逆に考えると，抑制性の神経細胞がしっかりと働いてくれることによって，異常な量の電気の発生や伝達を防止することができます。よって薬の作用も，この２つに分けることができます。

①興奮を抑える薬

フェニトイン，カルバマゼピン，ゾニサミド，ラモトリギン，ビムパット，ガバペンチン，ペランパネル

②神経細胞を活発化させる薬

バルプロ酸，フェノバルビタール，クロバザム，プリミドン

6）覚えておきたいてんかん性痙攣の種類

①単純部分発作→意識消失のない発作
②複雑部分発作→意識消失のある発作
③強直間代発作→強直は全身の筋肉が緊張すること。力が入ってつっぱるイメージがあるが，その後に「ガクガク　ガクンガクン」といった痙攣が現れる。

7）見えない痙攣？

痙攣は筋肉の不随意な収縮と伝えましたが，これはあくまでも異常な量の電気が筋肉に伝わった場合のみで，運動野付近で異常な放電があることが示唆されます。例えば，その異常放電が後頭葉で起こっている場合，患者は「チカチカ」「ピカピカ」「まぶしい」といった眼の症状を訴える場合があります。このように症状を観察することによって，脳のどの部分でてんかん発作が生じているかを把握することが可能です。

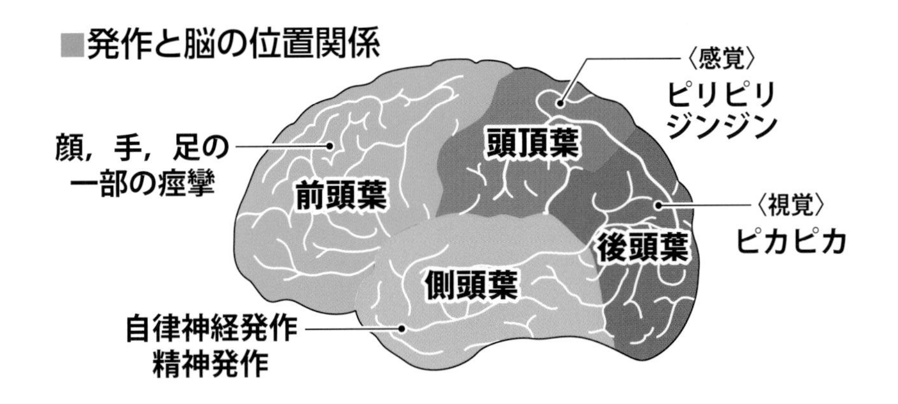

3. 顔面痙攣

痙攣は筋肉の不随意な収縮のことを言い，不随意とは自分ではコントロールできないことを言います。顔面痙攣は，顔面の表情筋が不随意に収縮します。初めは目の周囲の筋肉が痙攣する程度ですが，ひどくなると口元や顎まで痙攣するようになります。

1）顔面痙攣の原因

顔面の「運動」，つまり筋肉を動かすための神経は第７脳神経の顔面神経です。顔面神経は脳幹の橋から出発していますが，この神経が圧迫を受けることにより痙攣が生じます。

具体的な血管は主に後下小脳動脈，前下小脳動脈です。動脈は心臓の動きと同期して「ドクドク」と拍動しています。このドクドクとした拍動が神経に接することによって，痙攣を生じさせます。

■血管による神経の圧迫

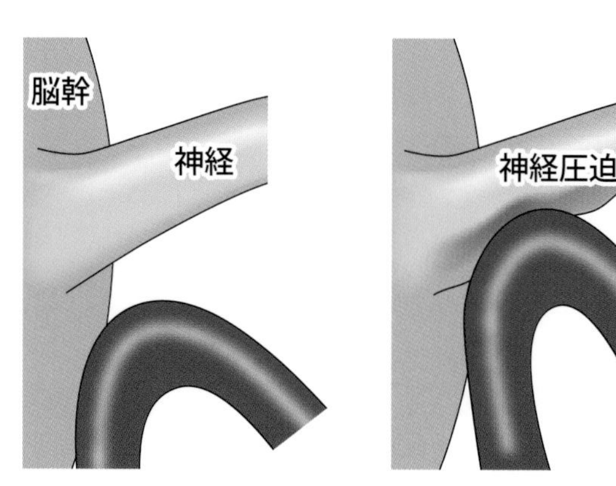

2）顔面神経痛という言葉

血管が神経を圧迫する代表的な疾患には，もう一つ「三叉神経痛」があります。三叉神経は顔面の感覚を司り，三叉神経痛は痛みが主な症状です。三叉神経は文字どおり３つに分かれていて，そのうちの２枝，３枝の領域に痛みが生じることが多いです。痛みは突発的に出現し洗顔時，冷たい風に当たった時などが発生要因となります。痛みが伴うため，日常生活に影響を及ぼすこともあります。この痛みは「顔面神経痛」とも呼ばれますが，顔面神経は感覚を司るわけではないので，顔面神経痛というのは間違いです。顔面の痛みを感じさせるのは三叉神経痛のため，三叉神経痛もやはり血管（多くは上小脳動脈，その他前下小脳動脈，脳底動脈）による三叉神経の圧迫が原因です。

3）顔面痙攣の治療

前述したように，顔面の痙攣は顔面の筋肉を動かす顔面神経に，脳内の血管が接触することによって生じます。顔面神経に接触している血管が原因であるため，治療としては，その血管の圧迫を除去することが目的となります。この手術を微小血管減圧術（microvascular decompression：MVD）と言い，痙攣を起こしている側の耳の裏から脳内の目的の場所までアプローチします。

■三叉神経の支配領域

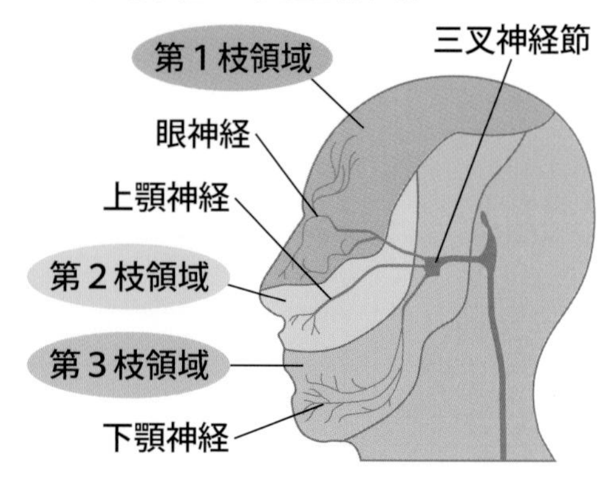

4）顔面痙攣の薬

痙攣を軽減させる目的で，抗痙攣薬であるカルバマゼピンの内服を行うことがありますが，これはあくまでも対症療法であり，根治療法ではありません。また副作用として眩暈，ふらつき，眠気などもあり，日常生活を送る上で支障を来す場合もあります。

5）術後の管理

脳は頭蓋骨という決められた空間の中で，脳脊髄液の中にぷかぷかと浮いた状態にあります。そのため，手術後は脳脊髄液の漏れに注意が必要です。脳脊髄液はいわば水です。どんなに手術が上手な医師でも，閉頭する過程で縫合するため，どうしても小さな針の孔が空いてしまい，その孔を通り，「水」は皮下に漏れ出てしまいます。特に微小血管減圧術は手術方法が頭の後ろ側からのアプローチになるため，寝ている状況だと水が漏れやすくなっています。

また，第７脳神経の顔面神経の出力部分の近くには，第８脳神経の聴神経も出力しているため，手術後は手術の対象となる神経以外の麻痺にも注意をしなければなりません。

6）術後の髄液漏

手術は耳の裏側より行われます。術後は皮下への髄液の漏れにも注意が必要ですが，まれに髄液が鼻腔内や耳腔内に漏れ出ることがあります。これを髄液鼻漏，髄液耳漏と言います。耳の後ろからアプローチする手術方法のため，髄液が耳へ漏れ出ることは何となく理解できると思いますが，「なぜ鼻なのか？」という疑問もあると思います。

開頭をする場所の近くに，乳突蜂巣と呼ばれる「頭蓋骨に蜂の巣のように見える場所」があります。乳突蜂巣は側頭骨の中に入り込み，ガス交換を行う役割があります。地球上では空気の重み（気圧）を全身に受けながら生活していますが，飛行機に乗り上空へ向かうと，その空気の重さも少しだけ減ります。この空気の重さの変化によって，耳の中の空気が膨張したり縮小したりします。そのような時，耳管を開通させ耳抜きを行いますが，実は乳突蜂巣もガス交換という役割によって空気を逃がしています。このように，乳突蜂巣と鼻腔内は間接的につながっているのです。手術によって乳突蜂巣に孔が空くと，髄液が流れ込んでくる場合があります。それが髄液耳漏や髄液鼻漏の原因です。よって，術後はこれら髄液漏にも注意が必要です。

■乳突蜂巣

側頭骨単純CT
横断像
右側

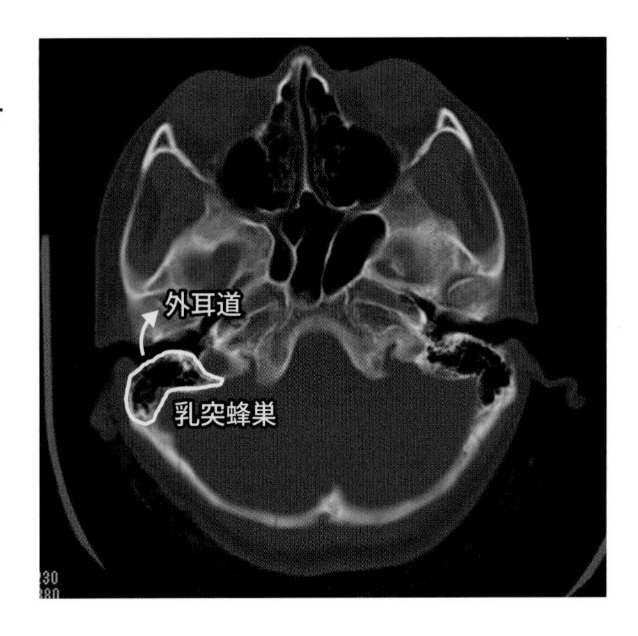

4. 脳腫瘍

1） 脳腫瘍とは

脳腫瘍には，頭蓋内から発生する原発性脳腫瘍と，その他の組織からのがんが転移した転移性脳腫瘍があり，良性腫瘍と悪性腫瘍に分けられます。脳腫瘍の看護で重要なことは，発生部位から起こり得る症状の発見と，脳ヘルニアへの移行を防ぐことです。

2） 脳腫瘍の種類

脳腫瘍は，発生する場所によって種類が分けられます。原発性で脳実質内に発生するものは悪性とされ，脳実質外にできるものは良性です。転移性で最も多いのは肺がんです。

■脳腫瘍の種類

原発性脳腫瘍	脳実質内発生腫瘍（悪性） 神経膠腫，悪性リンパ腫，杯細胞腫瘍
	脳実質外発生腫瘍（良性） 髄膜腫，下垂体線種，神経鞘腫
転移性脳腫瘍	

■転移性脳腫瘍の原発

肺がん	51.9%
乳がん	9.3%
直腸がん	5.4%
腎がん	5.3%
胃がん	4.8%

3） 症状

脳腫瘍の症状は，頭蓋内圧亢進症状と局所的神経症状に分けられます。

頭蓋内圧亢進症状

腫瘍の増大，脳浮腫，静脈還流障害により頭蓋内圧が亢進して頭痛，嘔気・嘔吐，うっ血乳頭の症状が見られます。

①頭痛

脳腫瘍で代表的な頭痛は，早朝頭痛（morning head ache：モーニングヘッドエイク）と呼ばれています。睡眠中の臥位姿勢による静脈還流障害と呼吸抑制が原因です。循環血液量が増加することで，頭蓋内圧が亢進して頭痛を起こします。脳腫瘍の患者に話を聞くと，起きた時に頭痛があると言う人もいるため，頭痛がある場合はどのような時に出現するのかなど，聴取することも必要です。

②嘔気・嘔吐

頭蓋内圧亢進により，嘔吐中枢が刺激されて起こります。嘔吐が続いたり，抗浸透圧利尿剤を使用することで脱水となることもあるので，電解質バランスにも注意します。

③うっ血乳頭

頭蓋内圧が亢進することで，視神経乳頭に浮腫が生じて視力障害を来します。一般的には，頭蓋内圧が亢進してから18～24時間後に出現すると言われています。視野障害などがある場合は確認が必要です。

局所的神経症状

腫瘍がある局所的な部位の浮腫や圧迫，浸潤によってその部位の特徴的な症状が見られます。

部位	症状
大脳	てんかん発作・失語・感覚障害・片麻痺
視床下部・下垂体・視交叉	内分泌障害・視野障害
小脳	四肢麻痺・体幹失調
脳幹	構音障害・嚥下障害・眼球運動障害

4）治療

外科的治療

①ナビゲーション

画像をもとに病変の位置を確認しながら進めていく方法。

②内視鏡下手術

直視下で確認しながら行う方法。

③モニタリング手術

予測される障害を防ぐ目的で，誘発部位をモニタリングしながら進めていく方法。

④覚醒下手術

手術中に覚醒させ，患者とコミュニケーションをとりながら，言語野運動機能を確認しながら進めていく方法。

放射線治療

定位照射と通常照射の２通りの方法があります。

化学療法

腫瘍の縮小や消滅，放射線療法との相乗効果を期待して行います。

5）看護・観察ポイント

- 頭痛を軽減するため，頭部を15～30°挙上した姿勢にする。
- 嘔気・嘔吐，抗浸透圧利尿剤による脱水に注意し，電解質バランスの観察を行う。
- 局所的神経症状の観察
- 治療による副作用の観察と対応
- 精神的支援
- 副作用の早期発見と対応

脳腫瘍の種類によって神経症状も変わります。種類別の特徴を踏まえた観察や看護を学びましょう。

5. 水頭症（hydrocephalus）

1）水頭症とは

何らかの原因により，髄液循環が障害され，脳室内に髄液がたまってしまう病気です。頭蓋骨の中で，頭蓋内は，脳実質：8，血液：1，髄液：1で均衡に保たれていますが，水頭症を発症することで髄液がたまり，この均衡が崩れてしまいます。

2）水頭症の原因

①髄液の産生量が多い（ごく稀に脈絡層の病変で起こる）
②髄液の通り道が閉塞している（脳腫瘍や脳室内出血，小脳出血や梗塞に伴う脳浮腫）
③髄液は流れるが，吸収できない（SAH発症1カ月頃に髄液内に混入した血液成分により，髄液の吸収障害が起こる）など

急性水頭症では，髄液圧も高くなりますが，髄液圧が高くない正常圧水頭症（INPH）もあります。正常圧水頭症は，先天性のものと後天性（続発性）のものがあり，SAH後の水頭症はゆっくりと髄液がたまっていくため，正常圧で続発性の水頭症と考えられています。

3）水頭症を知るには髄液循環を知る

脳脊髄液（cerebrospinal fluid：CSF）は脳室・脊髄系とくも膜下腔を流れる液体で，脳と脊髄を保護し，支え，栄養を与えます。1日に約500mL産生され，1回150mLで1日3回循環します。

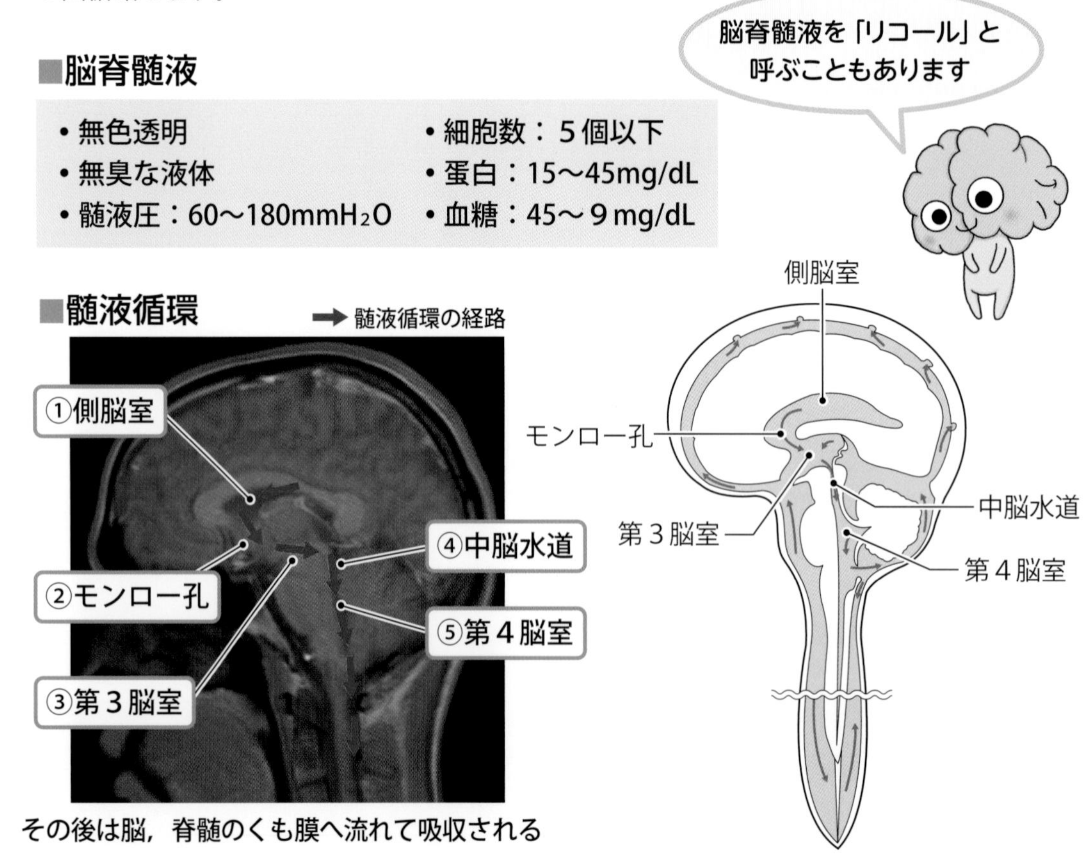

その後は脳，脊髄のくも膜へ流れて吸収される

4）治療

- 圧迫をとる⇒腫瘍をとる，交通させる
- 穴を開ける，道をつくる
  （スパイナルドレナージ，脳室ドレナージ，
  第三脳室開窓術）
- 産生しているところをとる⇒脈絡叢切除
- 吸収させる⇒漏れさせる（各種シャント術）

V-Pシャント
（脳室―腹腔）

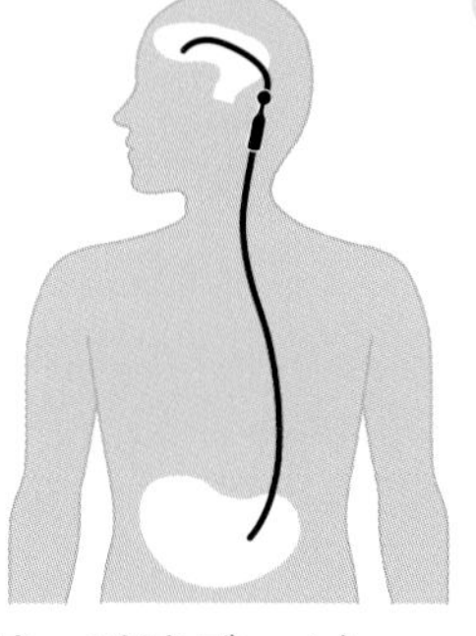

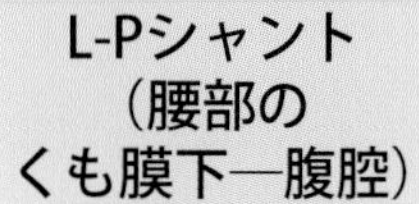

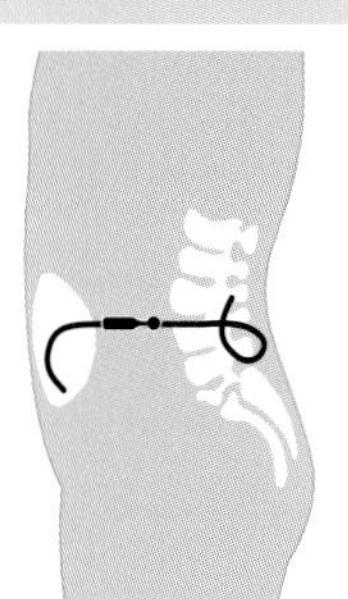

5）シャント術後の合併症

- 感染徴候（創部，シャント走行部の発赤，血液，髄液データ）
- 皮下出血や皮下への髄液漏れ
- V-Pシャントの場合は，頭部から腹部にシャントチューブを通す手技で肺を損傷するリスクがあり，気胸に陥ることも考えられる。
- シャント機能不全⇒髄液がうまく流れず，症状の改善が見られない。
- リコール過剰流出（低髄圧・硬膜下水腫）⇒シャントが効きすぎると，低髄圧や硬膜外に髄液がたまることがある。

■シャント術後

シャントチューブ

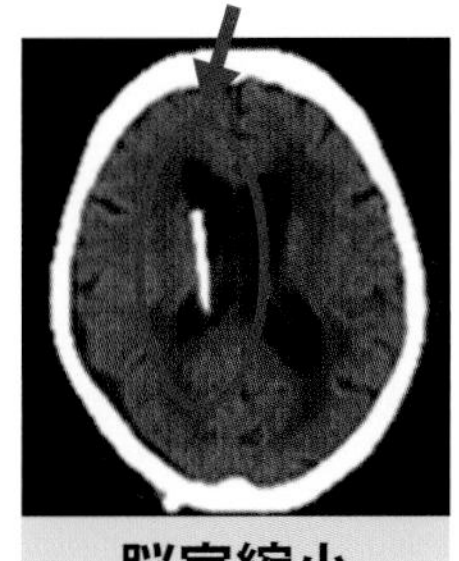

脳室縮小

水頭症所見

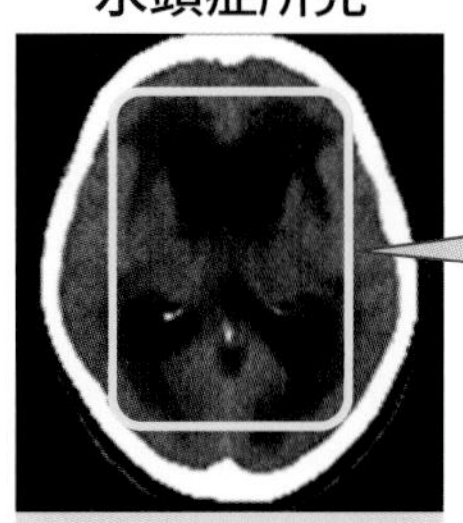

脳室拡大あり

側脳室が拡大し，
脳室周囲低吸収域：
PVL（たまった脳脊髄液が滲み出している）が見られている

6）看護・観察ポイント

術後合併症に注意しながら，積極的に離床しましょう。

①低脳圧症状～髄液の流れすぎに注意！

座位や歩行など，離床した時に拍動性の頭痛や嘔気が出現し，安静にすると消失するのが特徴です。

②便秘に注意！～おなかは動いていますか？

腸蠕動が低下することで腹圧が上昇し，髄液の流れが悪くなることがあります。活動性を高め，食事・水分・緩下剤の使用なども検討します。

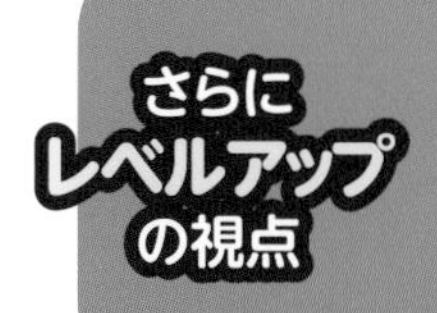

正常圧水頭症では，シャント術は術前にタップテスト（腰椎穿刺で髄液を30mL抜く）で水頭症の症状の改善があるか評価することもあります。急性水頭症で圧が高い場合は，髄液が過剰流出し，脳が脊髄へ落ち込む脳ヘルニアを引き起こす可能性があるため，要注意です。

STEP5 脳卒中患者の離床戦略

1. 早期離床の目的および廃用予防

一般的に脳卒中後のリハビリテーション効果は，4～6カ月とされています。下図からも分かるとおり，発症後機能は急激に低下しますが，そこから徐々に回復する曲線を描きます。特に発症から数週間は，この曲線の向きは急激に上昇します。この時期にいかに集中的に介入するかが，とても重要と考えられています。

■回復曲線

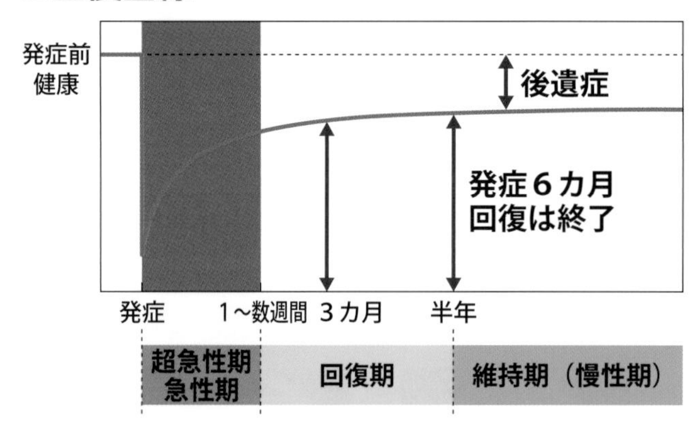

1）早期離床の目的

日本離床研究会によると，早期離床とは手術や疾病の罹患によって起こる臥床状態から，できるだけ早期に座位・立位・歩行を行い，日常生活動作の自立へ導く一連のコンセプトと定義づけています。ベッドから離れる（離床）だけではなく，臥床状態からの離脱が重要です。早期離床をすることにより，一般的には「入院期間の短縮」「ADLの早期回復」「自宅復帰率の向上」などさまざまな効果が得られます。これらの効果を得ることが早期離床の目的です。

一方でAVERTⅢという研究では，3カ月後の転帰良好例は早期離床群の方が少なかったという報告がありました。早期離床は合併症の予防などの効果は得られるものの，「早期」という言葉にのみ注目し，患者の病態や重症度をしっかりアセスメントしなければ，せっかくの早期離床が患者の転帰を悪くしてしまいます。

2）離床のメリット，デメリット

離床は，すべての患者にとってメリットがあるわけではありません。前述したAVERTⅢ研究のように，「早期」という時間軸ばかりにとらわれていては，せっかくの離床の目的を達成することができなくなります。総合的には離床は行うものと考えますが，安静臥床が患者のメリットとなることもあります。

例えば，頭蓋内圧が亢進している状態での離床は，脳循環の不安定につながります。また，頭痛や嘔気など患者本人が症状の苦痛を訴える状態での離床は，患者自身の意欲を削ぐこととなってしまいます。

■脳卒中患者における早期離床の効果

- 肺炎，尿路感染症の発生率減少
- 歩行能力の改善
- 発症12カ月時点におけるADL自立の回復改善
- 自宅退院率が高い可能性
- 精神機能，QOLの改善

曷川元編，飯田祥他著：離床への不安を自信に変える脳卒中急性期における看護ケアとリハビリテーション完全ガイド，慧文社，2015.

これらの状態の時は，ベッドから離れるという意味での「離床」は避けるべきと考えますが，日常生活動作の自立へ導く一連のコンセプトという視点で「離床」を考えると，ベッド上で安静にしながらリハビリテーションを行うことも可能です。いざ「歩こう！」「食べよう！」と思った時に関節が拘縮していた，嚥下する筋肉が萎縮していたとなれば，その機能を取り戻すには相当の時間がかかるため，ベッド上では，指先や足関節の可動域訓練などを行うとよいでしょう。

■離床のメリット・デメリット

離床する

〈デメリット〉
起立性低血圧
頭痛，眩暈，嘔気・嘔吐
転倒・転落
チューブ類の誤抜去など

〈メリット〉
合併症の予防
QOLの向上など

離床しない

〈デメリット〉
関節拘縮，肺炎，認知症
骨萎縮，筋力低下，
心機能低下

〈メリット〉
脳循環の安定
再梗塞の危険性減少
精神的安寧

3）ワッサーマンの歯車

ワッサーマンの歯車は，酸素と二酸化炭素の運搬過程を示したものです。歯車がうまくかみ合うことで，3つがスムーズに回ります。しかし，歯車のどこか1つに異常があるだけでも，スムーズな動きをしなくなります。つまり，酸素や二酸化炭素の需要と供給バランスが崩れてしまいます。離床は早期に行うべきものと考えることは前述しましたが，私たちは離床の天秤を考えると同時に，どこまでの離床が可能なのかを考えていく必要があります。その考えの元となるべきものが，ワッサーマンの歯車と言えます。離床した際に血圧が低下することはよく経験します。「血圧が低下するから離床をやめる」という考えは，あまりにも短絡的すぎます。重要なのは，なぜ血圧が低下したのか，血圧が低下する原因は何かを追求することです。

■ワッサーマンの歯車

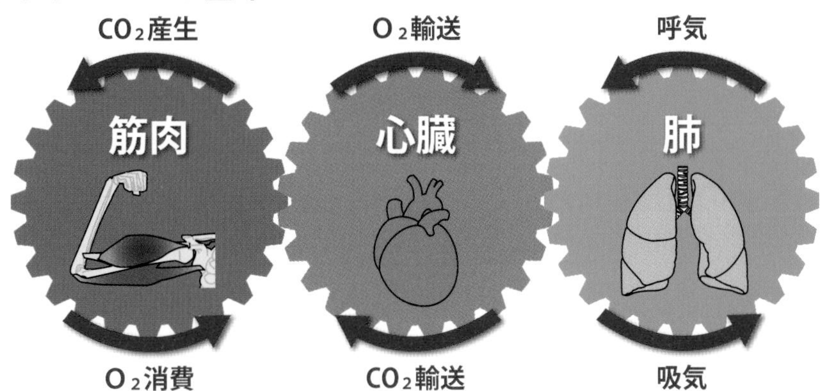

曷川元編，飯田祥他著：離床への不安を自信に変える脳卒中急性期における看護ケアとリハビリテーション完全ガイド，慧文社，2015.

2. 脳卒中患者の離床に伴うリスク管理（血圧管理など）

1）脳循環自動調節能の振り返り

脳卒中患者の離床を行うにあたり，大前提として脳の特殊機能を知っておく必要があります。その一つが自動調節能（autoregulation）です。通常は，脳血流はどのような状態にあっても一定になっています。しかし，脳が損傷を受けると，自動調節能が破綻すると言われています。自動調節能の破綻は脳梗塞だけではなく，脳出血によってできた血腫の周囲の脳組織も血腫による圧迫を受け，自動調節能が破綻していると考えられます。

■脳循環自動調節能

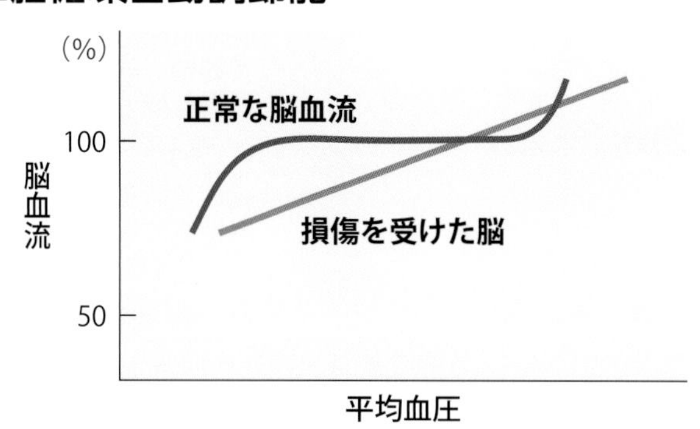

2）離床基準を基本にする

AVERTⅢ研究では，早期離床群の方が通常離床群より3カ月後の転帰は悪かったと結論が出ました。これは早期離床が悪いのではなく，病態を考えずに離床した結果ともとらえることができます。

脳梗塞には，「ラクナ梗塞」「心原性脳塞栓症」「アテローム血栓症」という3つの病型があります。これらの内，心原性脳塞栓症に関しては，心内でできた塞栓物が突然脳の血管を閉塞させるため，急激な脳腫脹が起こります。このような状態で離床をしても，脳循環が維持されず，症状が悪化することも考えられます。一応の離床基準はありますが，それだけを鵜呑みにするのはよくありません。

■脳梗塞患者の離床基準

病型	離床開始基準
ラクナ梗塞	特に制限なし。BADの場合は個別に検討
心原性脳塞栓症	心エコーの評価後，残留心内血栓と心不全徴候がなければ離床開始
アテローム血栓症	原則診断日翌日より離床開始を検討。画像上梗塞の拡大を認める場合，神経症状の進行を認める場合は個別に検討

日本離床研究会による共通基準

■脳出血患者の離床基準

病型	離床開始基準
脳出血	収縮期血圧180mmHg以下にコントロールされている 発症または手術翌日の画像評価で，血腫の増大，急性水頭症が否定されれば，離床開始

日本離床研究会による共通基準

■くも膜下出血患者の離床基準

病型	離床開始基準
くも膜下出血	破裂脳動脈瘤の根治術が行われ，収縮期血圧が200mmHg以下にコントロールされている

日本離床研究会による共通基準

3）何と言われても血圧

脳梗塞における血圧管理は，一般的に収縮期血圧220mmHg以上，または拡張期血圧120mmHg以上が持続する場合は，状態を観察しながら降圧を図ることがあります。つまり，脳梗塞は血圧を高めに維持します。一方で，脳出血はできるだけ早期に収縮期血圧140mmHg未満に降下となっており，血圧は低い方がよいという考えです。しかし，脳出血は発症後すぐの状況であり，24時間以降は血圧は180mmHg以下でコントロールするという施設もあります。これは，血流が不足している組織へ少しでも血流を送ることにより組織を助けようというペナンブラの考え方があるからです。本来であれば，多少の血圧変動も自動調節能により脳血流は一定になるはずですが，損傷を受けている脳組織ではそうはいきません。だからこそ血圧の管理はとても重要で，脳卒中の患者を離床する時，血圧を測定しないという考えはないと思います。しかし，いつも測定している血圧だからこそ，機械的に測定していては大事なことを見逃すことがあります。

4）頭蓋内圧の管理

離床する際の血圧管理の重要性は理解できたと思います。その他に注意をするべきポイントは頭蓋内圧です。頭蓋内圧が高い状態であると，脳灌流圧が低下してしまいます。脳灌流圧の低下は脳への血流低下となり，ペナンブラの救済は難しくなるため，なるべく頭蓋内圧を高くしない方法を考えます。例えば，ヘッドアップした状態でのROM訓練の実施や，座位時の頭位の工夫も必要です。頸部の屈曲位は，頭蓋内の静脈血を停滞させます。そのため，頸部の屈曲を極力防ぎ，頭蓋内静脈血が心臓へスムーズに還ってこられるように考えるべきです。

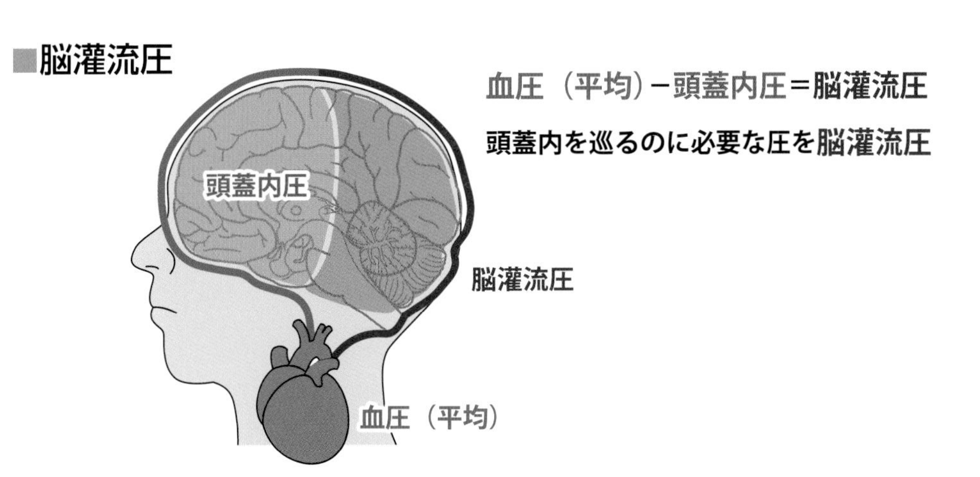

5）準備が重要

離床する際には，リスクは必ず伴います。リスクが伴うからこそ，私たちのように専門的な教育を受けた医療者がいるのです。リスクがあるからと言って離床しないのではなく，リスクを知った上で，どのように離床するかが重要です。特に降圧剤を使用している患者の離床では，体位を変化させることによって降圧剤の効果が大きくなり，血圧が容易に低下するということも経験します。このような時は，徐々にヘッドアップしながら血圧の変動を観察することも必要です。また，看護師だけではなく，理学療法士や作業療法士などと協働しながらそれぞれの専門性を発揮し，計画的に離床を促していくことも必要です。

3. 体位や拘縮予防のポイント

関節の拘縮を５つのタイプに分けたものが，Hoffaの分類です。５つの分類のうち，ここで取り上げるのは，麻痺と関連の深い神経性拘縮と筋性拘縮です。拘縮という言葉は，脳神経領域で勤務する私たちには胸に突き刺さる言葉です。拘縮とは，簡単に説明すると，「関節が動かしにくくなった状態」を指します。麻痺があることによって筋肉が縮み，関節が動かしにくくなったりします。関節が動かしにくくなると，患者が行う日常生活動作にも支障を来します。

■Hoffaの分類

皮膚性拘縮	皮膚の熱傷，創傷，炎症などによる瘢痕拘縮のことであり，皮膚が弾性を失った状態
結合組織性拘縮	皮下軟部組織と靭帯や腱などの結合組織の病変に起因する
筋性拘縮	筋肉の収縮性，伸展性の減少や，関節が長期間一定の位置に固定され，可動域が制限されたもの
神経性拘縮	末梢神経や中枢神経系の疾患によって起こるもの
関節性拘縮	滑膜，関節包，靭帯などが炎症や損傷により，癒着，萎縮したもの

1）なぜ拘縮が起こるのか？

簡単に説明すると，拘縮は長期間動かさないことによって起こります。長期間とはどのくらいかというと，約４週間と言われています。なぜ長期間動かさないと拘縮が起こるのか，筋肉にはその柔軟性を保つために美肌効果でも有名なコラーゲンがあります。コラーゲンは下図のように，焼肉を焼く時の網のようなイメージで並んでいます。この網の頂点である①と②を持って，矢印方向に引っ張ると伸びるイメージで，これが弾力性のあるコラーゲンです。しかし，何らかの原因により動かない状態になると，このコラーゲンは増殖します。コラーゲンが増殖する原因は徐々に解明されてきているものの，まだはっきりとは分かっていません。ここでは簡単に，動かさなければこのコラーゲン繊維が増殖するとだけ覚えてください。つまり，焼肉の網が何枚にも積み重なるようなものです。そのような時，左右方向に引っ張っても伸び縮みしないことが想像できると思います。これが拘縮を作り出す原因になっています。

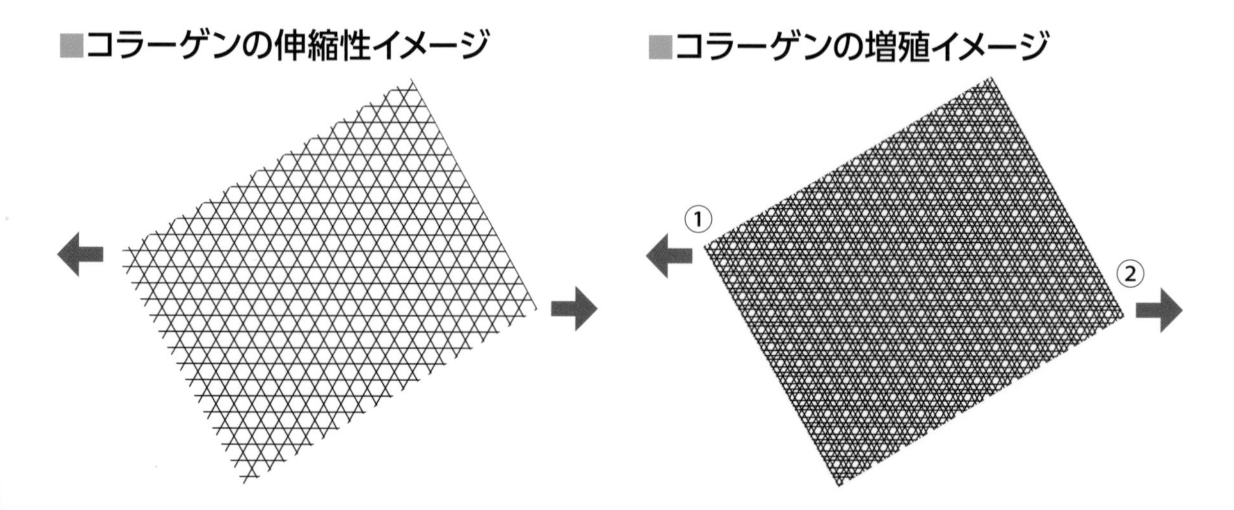

2）拘縮予防のコツを理解するには体験が一番

拘縮予防の方法として，「ポジショニング」があります。日本褥瘡学会では，ポジショニングを「運動機能障害を有する者に，クッションなどを活用して身体各部の相対的な位置関係を設定し，目的に適した姿勢（体位）を安全で快適に保持すること」と定義しています。これは褥瘡予防の視点から定義されたものと思いますが，拘縮予防でも同様のことが言えます。大事なのは，患者が姿勢を安全で快適に保持することです。麻痺がある患者はしばしば「自分の腕じゃないみたい」「足が床についている感覚がない」など，これまでの身体感覚との違和感を訴えます。例えば，ベッドに横になり，自分の体をベッドから半分ほどはみ出してみてください。その時，人間はベッドから落ちないようにしようと，あらゆる筋肉に力を入れることになると思います。つまり筋肉の「緊張」です。麻痺を有する患者の感覚に似ているものと思います。しかし，このような状態でも，右図のように指２本分の面積で体を支えてあげると，筋肉の緊張が緩むのが分かります。

■筋肉の緊張を緩める体験

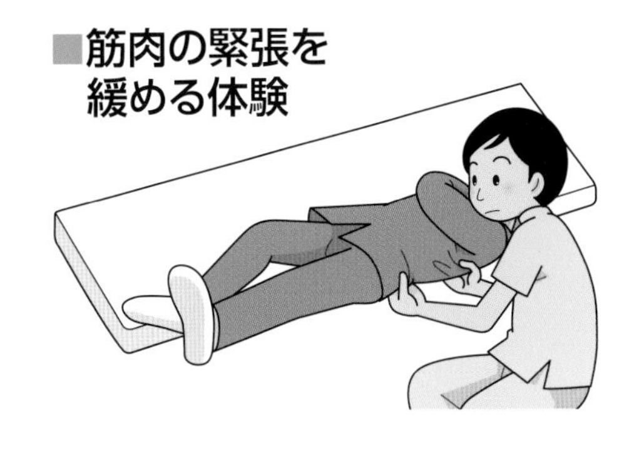

3）筋緊張の緩和がポイント

前述したように，筋肉の緊張は自分が体験するとよく分かります。患者にはさまざまな麻痺の姿があり，この方法が一番いい！という提言は正直難しいです。大事なのはベッドと体との間に隙間を作らないことです。筋肉が弛緩している状態であれば，すべての面がベッドに接地しているのが分かります。しかし，筋肉の緊張が高まっている患者は，ベッドと体の間に隙間があるのが分かります。この隙間こそが，上図で示したように筋肉の緊張を生みます。よって隙間を埋めるように柔らかいマットやクッションなどを使用し，体との接地面積を多くすることを意識したポジショニングを行います。また痛みも同様です。痛みがあることでも筋肉の緊張を高めます。医師と相談し，痛みを和らげるという感覚ではなく，痛みをなくすことを考えてください。

■筋肉が弛緩している状態（リラックスした臥位）

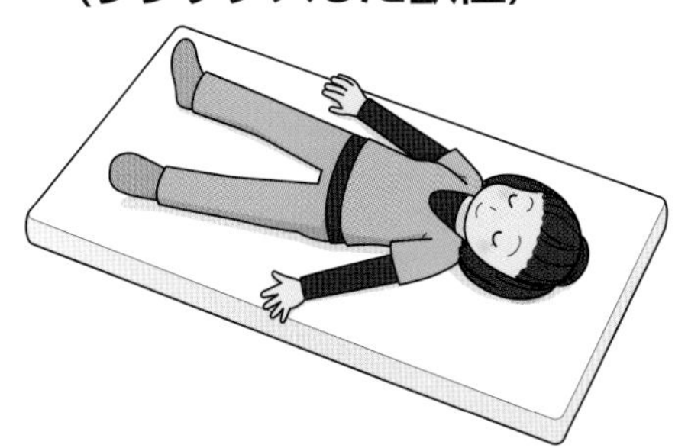

■筋緊張がある患者

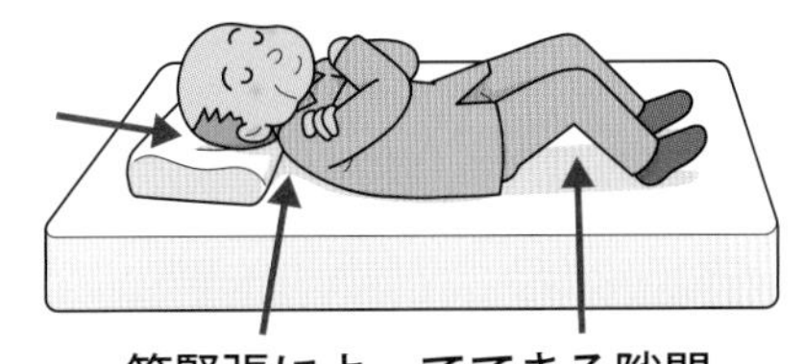

4）最も重要なのは日常のケア

リハビリテーションと言うと，訓練というイメージがあるかもしれません。しかし，私たち看護師が日常行っているケアの延長線上に拘縮予防のカギがあります。ケアの時に，少しだけ関節可動域の運動を他動的にしてみることも大事です。日々の小さな積み重ねが大きな効果をもたらすことを認識し，ケアを行うことが重要です。

4. 体位ドレナージや背面開放座位の効果など

1）背面開放座位の効果

「STEP 2 －17．離床していると覚醒がよくなった気がするのはなぜ？」（P.70）で説明しているので，そちらを参照してください。

2）体位ドレナージの効果

体位ドレナージは，「体位を変えることによって物理的に痰を移動させ，排出させやすくする」ことを目的としています。基本的に分泌物は，重力があることによって下へ下へと移動していきます。体位ドレナージはその重力の力を借りて分泌物（以下，痰）を移動させ，体外へ排出しようと試みるものです。そのためには肺の構造を理解し，痰の位置を聴診器で確認します。アセスメントから痰の位置を特定し，その部位が気管分岐部より高い位置になるように体位調整を行います。

■肺上葉部の痰の貯留の場合のドレナージ（イメージ）

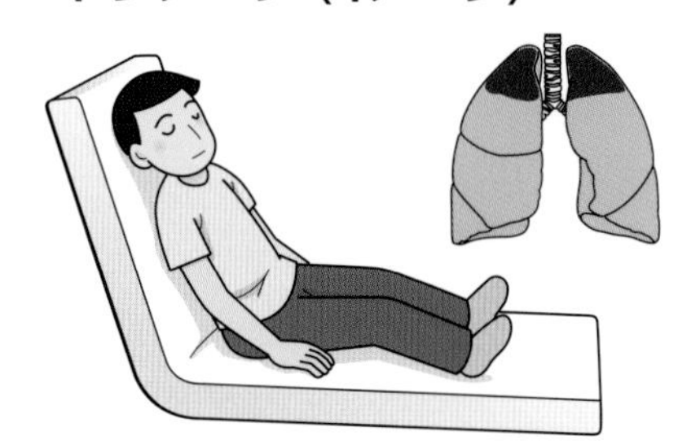

■肺胞と血流のガス交換（イメージ）

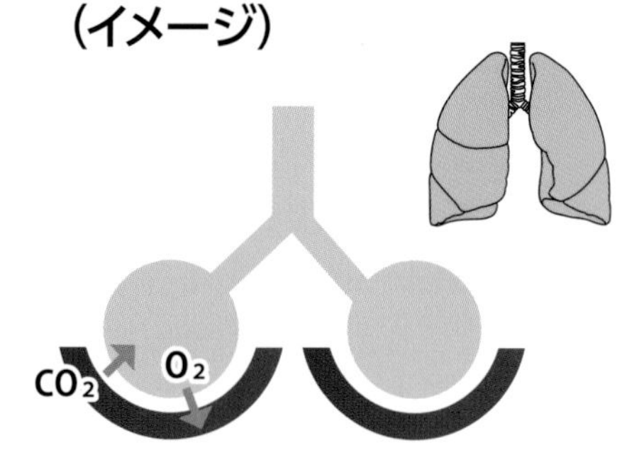

3）痰が貯留するとどうなるか？

「換気血流不均等分布」という言葉があります。肺内でガス交換を行うためには，肺に流れる血流と空気が効率よくマッチングしなければなりません。通常は適度な空気と適度な肺へ流れる血流によって効率よく，体内から運ばれてきた二酸化炭素（CO_2）が吐き出され，酸素（O_2）が体内に取り込まれます。しかし，臥位になっていると重力により血液は背側側に多く流れるため，相対的に前胸部付近の血流は少なくなります（**下図－①**）。一方で，背側部は重力の影響を受けて血流は多く流れているにもかかわらず，肺胞内への空気流入が少なくなってしまいます（**下図－②**）。この時，腹部の臓器があることで立位や座位でいる時より，横隔膜の動きが制限されてしまいます。そのため，肺胞内への空気の流入が少なくなってしまいます。このように空気と血流の不一致が起こり，ガス交換が効率的でなくなることを「換気血流不均等分布」と言います。

■臥位時の肺胞と血流のガス交換（イメージ）

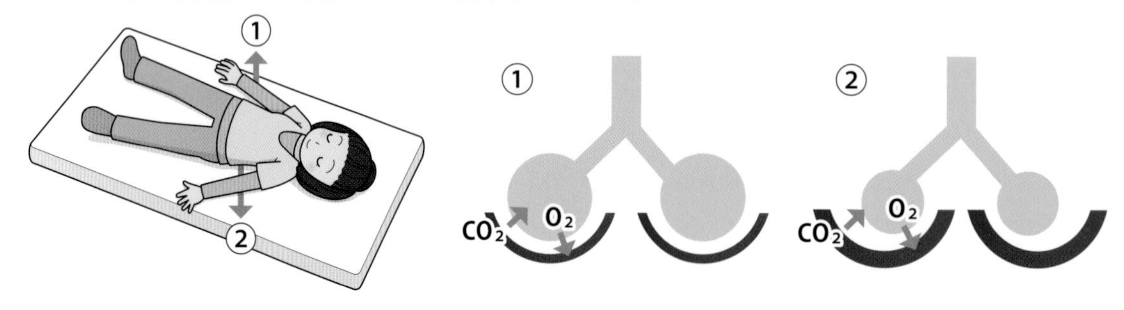

また，本題である「痰が貯留するとどうなるか？」について，**下図－③**のように肺胞に至る過程で痰が詰まったとします。肺胞内のわずかなガスは吸収されてしまうので，やがて肺胞内は**下図－④**のようになってしまいます。この状態を肺胞虚脱と言います。肺胞が虚脱してしまうと，全くガス交換が行われません。これを無気肺と言います。こうなると換気血流不均等状態が拡大することとなり，さらに体内の酸素不足に陥ります。体位ドレナージの目的は，この痰を移動させ排出しやすくします。しかし，このように詰まってしまった痰は，ドレナージでもなかなか移動しないと考えられます。もちろん吸引カテーテルを用いたとしても，痰で閉塞している部分までカテーテルを導き，吸引できるとは思えません。体位ドレナージは，痰を排出しやすくするという最大の目的と，胸郭を広げやすくするという目的もあります。つまり，痰による閉塞部を「上」にすることにより，下腹部の臓器からの圧迫を軽減させ，肺胞を広げやすくするのです。すると，閉塞部分にわずかながら隙間（**下図－⑤**）ができます。その隙間を通じて再度肺胞内へ空気が流入し，痰を押し出すことが可能となります。

■ガス交換（イメージ）

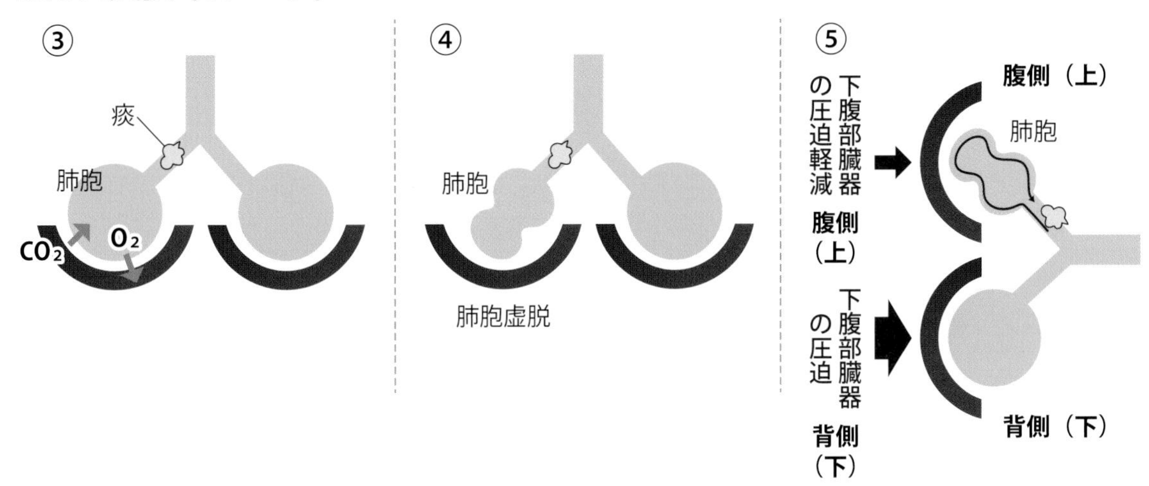

4）SAP

脳卒中に関連した肺炎をSAP（stroke-associated pneumonia）と言います。この肺炎は死亡率を増加させ，機能予後を悪化させます。SAPの危険因子として嚥下障害があり，脳卒中急性期において嚥下障害を有する割合は約50%ですが，１週間後には27%程度まで減少すると言われています。脳卒中の急性期では特に誤嚥に注意し，脳卒中に関連した肺炎をいかに予防していくかが重要な看護と言えます。たとえ肺炎になったとしても，肺に対するケアを早期より実践することで，合併症による弊害を少しでも抑えることができます。

参考文献
1）Smithard DG, O'Neill PA, England RE, et al：The natural history of dysphagia following a stroke. Dysphagia 12：188-193, 1997.

5. サルコペニア

サルコペニア診療ガイドラインの中で，サルコペニアは「高齢期にみられる骨格筋量の低下と筋力もしくは身体機能（歩行速度など）の低下」と定義されています。ギリシャ語でサルコは筋肉（sarco），ペニア（penia）は消失という意味があります。これを組み合わせて，サルコペニアと呼ばれています。これら筋肉の消失にはさまざまな原因があります。

■サルコペニアの分類

分類		原因
一次性サルコペニア	加齢性サルコペニア	加齢以外に明らかな原因がないもの
二次性サルコペニア	活動性サルコペニア	寝たきり，不活動な生活スタイルが原因となるもの
	疾患性サルコペニア	重症臓器不全，炎症性疾患，悪性腫瘍などの疾患に付随するもの
	栄養性サルコペニア	吸収不良，消化管疾患および食欲不振を起こす薬剤使用などに伴う，摂取エネルギーおよびたんぱく質の摂取不足に起因するもの

1）フレイルという言葉

フレイルは英語の「Frailty」が語源となっており，弱さ，もろさ，虚脱という意味があります。フレイルは加齢と共に心身の活力（運動機能や認知機能など）が低下し，複数の慢性疾患の併存などの影響もあり，生活機能が障害され，心身の脆弱性が出現した状態ですが，一方で適切な介入・支援により，生活機能の維持・向上が可能な状態像であると厚生労働省研究班が報告しています。

■フレイルの評価基準 (J-CHS基準)

1	体重減少	6カ月で2kg以上の体重減少がありましたか？
2	疲労感	ここ2週間でわけもなく疲れたような感じがするに「はい」と回答
3	身体活動量	「軽い運動・体操をしていますか？」「定期的な運動・スポーツをしていますか？」の問いに「していない」と回答
4	歩行速度	通常歩行速度以下（性別・身長問わず1.0m/秒未満）
5	筋力（握力）の低下	握力低下（男性：26kg未満，女性：17kg未満）
3項目に該当するとフレイル 1項目または2項目が該当すると，プレフレイルと定義		

2）サルコペニアから考えるリハビリテーション

簡単に言うと，サルコペニアは筋肉の量と力の減少です。これらは活動不足，栄養不足が原因であり，特に高齢者になるほど著明となります。脳卒中になると，麻痺や意識障害などから活動量がどうしても低下してしまいます。入院時には必ずリハビリテーションが行われますが，失った機能を完全に取り戻すためではなく，その人に合った生活に近づけるための治療やトレーニングが行われる必要があります。限られた時間の中で効果的なリハビリテーションを行うために，「栄養」の視点が重要になります。

3）活動するためのエネルギー源

三大栄養素は何かと聞かれて，ほとんどの人は「炭水化物」「たんぱく質」「脂質」と答えられると思います。人が活動していくには，これらのほかに微量な元素やビタミンなども必要で，脳が活動するためにはブドウ糖が必要です。ここでは「たんぱく質」に焦点を絞って解説します。

4）体はたんぱく質でできている？

たんぱく質はアミノ酸の集まりです。アミノ酸は下図のような構造をしていますが，ほかのアミノ酸も基本の構造は一緒です。主鎖と呼ばれる部分に「側鎖」がくっついていますが，数あるアミノ酸はこの側鎖が一つひとつ違います。体は一緒でも顔が違うみたいなものです。アミノ酸の集合体であるたんぱく質は，体の中で「骨」「皮膚」「筋肉」「ホルモン」「フィブリン」「ヘモグロビン」などに変身し活躍しており，エネルギーを生み出す役割も担っています。ちなみにたんぱく質は１ｇ当たり４kcalのエネルギーを作り出すことができます。

■アミノ酸の構造

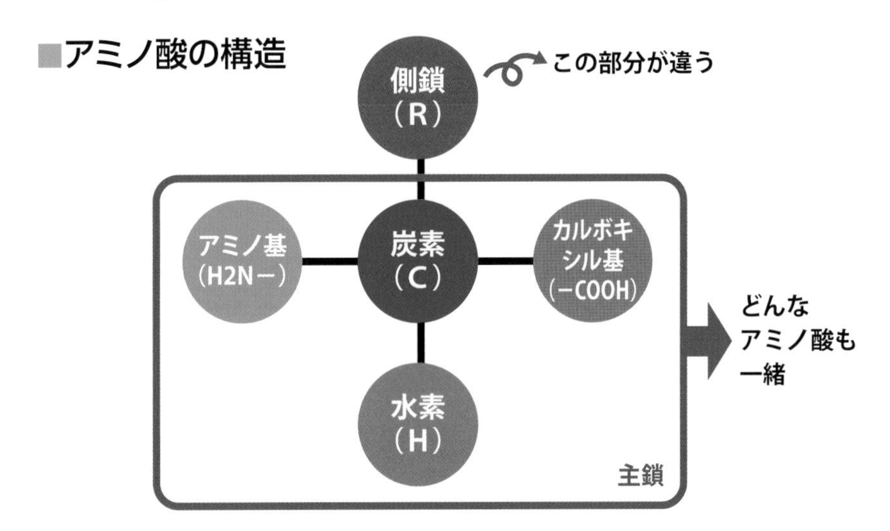

5）ほかの２つの栄養素は何kcalのエネルギーを作り出す？

たんぱく質は１ｇ当たり４kcalのエネルギーを作り出します。炭水化物は１ｇ当たり４kcal，脂質は１ｇ当たり９kcalのエネルギーを作り出すことができます。

炭水化物はすぐに活動するためのエネルギーに変えられ，脳の大事なエネルギー源でもあります。脂質も体の中で燃えて活動するために使用され，体温を維持する働きもあります。

6）筋力アップのためにはリハビリオンリー？

筋力をアップするためには「筋トレ」が必要ですが，「筋トレを行うことによってサルコペニアを予防できるのか？」が重要です。筋トレを行うにしても，活動のために使用される炭水化物が必要です。脂質も同様に体を動かすためのエネルギーとして使われますが，脂肪の中に含まれる必須脂肪酸が重要です。どの栄養も体にとって必要であり，簡単に言うとバランスがとても大切です。栄養が十分ではない状況で「筋トレ」をしても，筋肉の源となるたんぱく質（アミノ酸）が不十分では，効果的な筋力アップにつながりません。それどころか，筋トレを行うエネルギー源を自分の筋肉（たんぱく質）を分解して得るような状態では，かえって筋肉がやせ細ってしまいます。したがって，必要栄養量はどのくらいか，１日の活動量を踏まえて計算することが必要です。また，正確な体重測定は，栄養を評価し，患者に合ったリハビリを考える上で最も基本となることを理解する必要があります。

STEP 6 脳卒中患者の急変

1. SAHクリッピング術後にドレーンから急激な出血が！

くも膜下出血では，手術後に「血液や髄液を排出し，頭蓋内圧を管理すること」を目的としてドレーンが挿入されてきます。術後合併症を予測しながら，不測の事態に慌てず対処することが必要です。

1）ドレーンからの出血は何を意味しているのか？

くも膜下出血術後にドレーンから排出される髄液は，血液が混じっているので血性です。しかし，性状が濃い血性に変化した場合，「術後合併症である脳出血の可能性」「脳動脈瘤の破裂」これらのことが考えられます。

術後合併症である脳出血は，発症後24時間以内に起こりやすいとされ，原因は手術操作によるもの，または動脈瘤が破裂して脳が圧迫により止血されていた圧迫軽減による出血が認められた場合に起こることがあります。脳動脈瘤の破裂は，多発性でまだ未治療の瘤がある場合や，クリップをかけた動脈瘤からの再出血が考えられます。

どちらの場合でも，術後の再出血は脳への損傷が大きく，予後に影響します。そのため，術後は早期発見，予防が重要となります。ドレーンは，私たちが直接見えない頭の中の情報を教えてくれる架け橋とも言えます。

2）ドレーンから出血したら観察するところ

ドレーンからの出血を認めた場合，頭の中で起こっている変化は，「出血性病変がある」「脳が腫れて頭蓋内圧が高くなっている」ことが予測されます。ドレーンは脳室，または脳槽というところに挿入されています。出血や脳の腫脹により許容スペースが狭くなり，ドレーンの交通性が鈍くなったり，消失することがあります。そのため，髄液の性状変化が起こった時は，交通性や流出状況，意識やバイタルサインの変化も観察します。

症例を基に考えます。

【症例】

破裂左中大脳動脈瘤，開頭クリッピング術後３日が経過。

頭痛を訴えた後，脳槽ドレーン（CCD）から急激な出血があり，意識レベルが低下した。

13：00	頭痛の訴えがあり，鎮痛薬を内服する。 血圧140～150／80～90mmHg，脈拍80～110台 髄液の性状：キサントクロミー，交通性：あり
13：40	CCDから急激な出血があった。血圧160～170／80～90mmHg，脈拍80～100台 いびき様の呼吸が見られ，JCS 20，GCS E3V5M6，右MMT 3/5 瞳孔不同なし，嘔気なし 髄液の性状：血性，交通性：鈍い 医師に報告し，CT撮影となる。

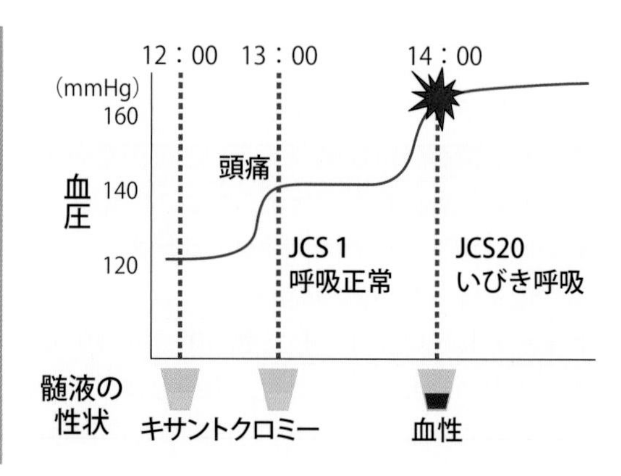

経過から予測できること

この経過の中で，注目すべき情報は４点です。

①頭痛の訴え　②血圧の上昇　③ドレーンからの急激な出血　④意識レベルの低下

これらの情報から脳動脈瘤の破裂が考えられます。

頭痛は破裂の前兆の警告頭痛か，破裂した時の髄膜の刺激によるものが考えられ，血圧の上昇は，脳動脈瘤が破裂した時の交感神経の刺激によるものが考えられます。

CCDは脳槽に入っているため，破裂した時の血腫が流れ出てきていることが考えられ，出血したために意識が低下したと考えられます。このような変化が起こった場合は，出血が少しでも抑えられるように血圧管理を行い，速やかに検査を行います。

3）こんな時はどう対処する？

①ドレーンから出血があった場合

くも膜下出血の術後に挿入されているドレーンの目的は，「血液や髄液を排出し，頭蓋内圧を管理すること」であるため，急激にドレーンから出血した場合，ドレーンは開放しておきたいところですが，出血が続くことも考えられます。また，破裂による出血が勢いよく流出しているということは，設定している高さよりも高い圧であり，出血が続かないように高さを変えて圧を管理する必要があります。ドレーンを開放した状態で管理するために，高さを変更することもありますが，医師にドレーンの流出状況や性状変化，神経所見やバイタルサインの情報を速やかに報告して指示を仰ぎます。

急変で周囲も慌てて，動揺することもあります。ドレーンの落下やドレナージ回路の閉塞や屈曲などにも注意が必要です。

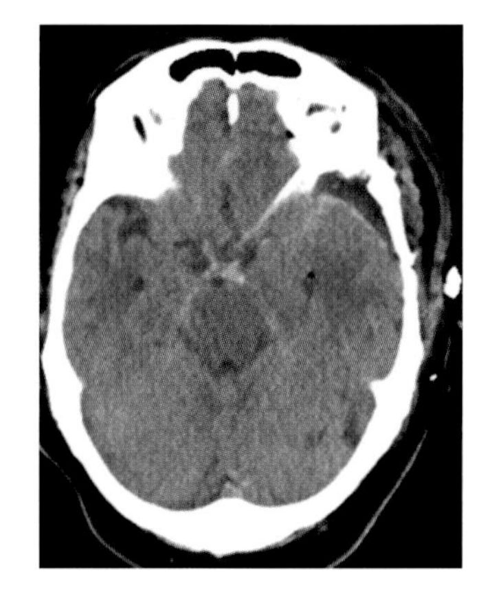

②その他の対応

出血を防ぐため，速やかに降圧を行います。バイタルサインと共に，神経徴候の観察を行います。緊急検査に向かえるよう準備を行います。また，刺激により再破裂を起こさないよう，くも膜下出血の術前と同様に環境を整えます。

結果，CT撮影を行ったところ，脳底層が白く五角形の高吸収域を認め，くも膜下出血を疑う所見でした。緊急で血管造影を行い，クリップをかけなかったところの動脈瘤からの出血を確認しました。

4）まとめ

ドレーンが挿入されていると，頭の中の変化が目に見えて分かります。流出状況や交通性，性状の変化からも状態変化を予測することができます。状態変化時は，通常のドレナージの目的が果たせない時がありますが，目的を理解し，観察することが異常時の速やかな対応とアセスメントにつながります。

さらにレベルアップの視点

急変時は，バイタルサインや神経症状の変化など予兆があります。性状や量の変化だけではなく，前後のバイタルサインや訴えなどから予測することが，状態変化時の迅速な対応につながります。

2. rt-PA投与後に意識レベルが低下した

血栓溶解療法（rt-PA静注療法）は，脳の血管の塞栓物質を溶かして血流を再開する治療であり，出血性合併症を伴うことがあります。投与時間に間に合ったとしても，再開通が得られず状態が悪化する場合もあります。そのため，投与後は，意識状態やバイタルサインを観察し，変化に対応できるようにすることが必要です。

1）rt-PA投与後に注意すべき合併症

rt-PA投与後の主な合併症は，再開通による出血性梗塞と，皮膚や消化管，血尿などの全身の出血です。再開通による出血性梗塞は，薬剤の投与後，36時間以内に発症すると言われており，再開通ができなかったところにrt-PAを投与することで出血が拡大することもあります。そのため，意識レベルの低下や頭痛，嘔吐，血圧上昇などの出血性変化が予測される症状が出現した場合は，速やかに検査を行うことが必要です。

【症例】

左脳梗塞で，rt-PA静注療法を行った。

19：00	最終確認時刻
20：00	発見時
	JCS 3，失語，右上下肢MMT 1/5，NIHSS 24
21：40	rt-PA投与。その後血栓回収を行い，一部再開通を認めた。

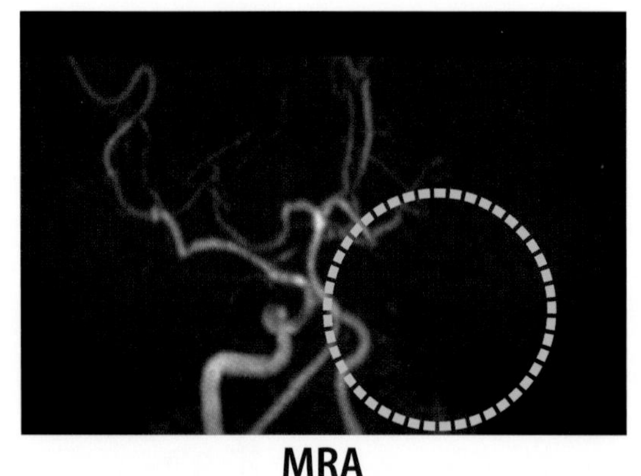

MRA

左の内頸動脈から先の中大脳動脈が写っていない

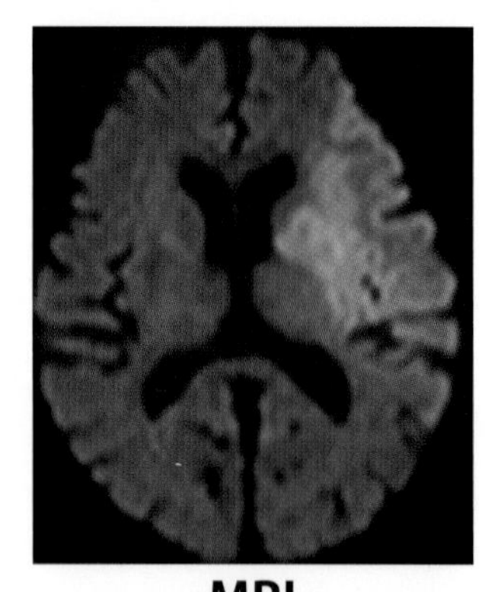

MRI

左の中大脳動脈の領域に大きめの梗塞巣が認められる

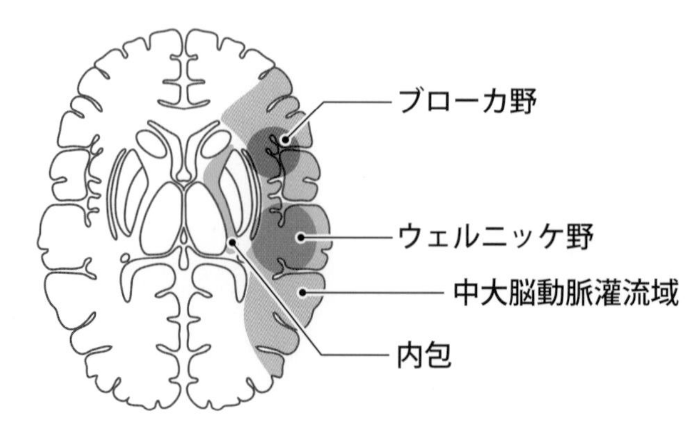

2）搬入時の画像から予測できること

搬入時のMRAでは，左の内頸動脈から先の中大脳動脈が写っていません。MRIでは，左の中大脳動脈の領域に大きめの梗塞巣が認められます。つまり，主幹動脈である左内頸動脈が閉塞したことで，その先の分枝である左中大脳動脈が閉塞していることが分かります。中大脳動脈が栄養しているのは，前頭葉と側頭葉です。また，左側は優位側であれば言語運動野があります。搬入時からある失語症状は，この部分の障害によるものと考えられます。また内包にも障害があり，運動麻痺が出ていることも分かります。

【発症1日目】rt-PA投与翌日に意識障害と麻痺の低下が見られる

JCS 10，右上下肢MMT 0/5

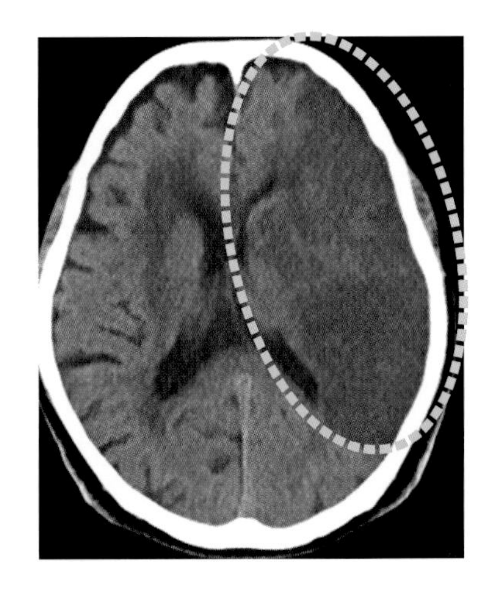

翌日のCTです。rt-PA投与後に状態悪化が見られた場合は，脳梗塞の拡大か，脳出血を疑います。

画像では，左中大脳動脈領域に，前日より拡大した脳梗塞と再開通した部分の出血性梗塞が認められました。

出血性梗塞は，rt-PAを投与後に再開通した血流に，血管が耐え切れず破綻することで起こります。画像では出血範囲は狭くとどまっていますが，拡大すると脳浮腫が助長され，脳ヘルニアになる可能性があります。

今後も意識の変化が出現する可能性があり，十分注意して観察を行います。

【発症3日目】今後はどのように変化するか？

JCS 10，右上下肢MMT 0/5

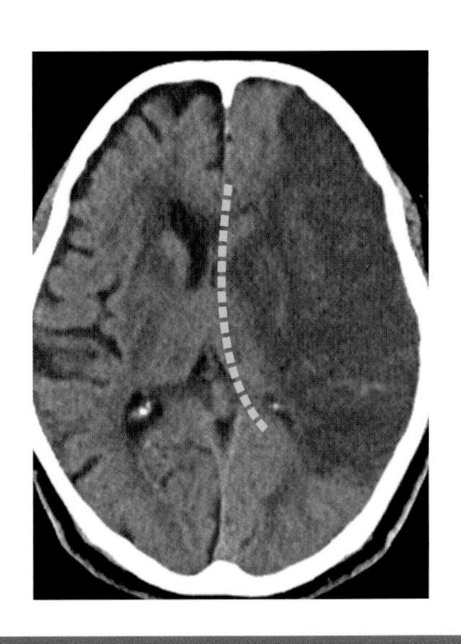

発症３日後のCTです。正中線がやや偏位しており，脳浮腫の増大を認めます。脳浮腫は発症２～４日にピークを迎えるため，今後さらに脳浮腫が増大し，脳ヘルニアになることが予測されます。

脳梗塞急性期の場合は，自動調節能が障害を受けているため，血圧の変動にも注意します。

そのため，速やかに変化に対応できるよう，神経徴候やバイタルサインの観察が重要です。

さらにレベルアップの視点

現在rt-PA投与の治療では，投与時間の拡大と，対象によっては器械的血栓回収を併用するなど，治療の幅が広がり，再開通が多く認められるようになりました。しかし，症例のように一部だけの再開通や出血性変化を及ぼし，状態が悪化する場合もあります。発症時の状況や治療の経過など，周囲と連携を図りながら観察・治療を進めていくことが重要です。

3. CEA術後に不穏になった！

内頸動脈狭窄症に対し，頸動脈内膜剝離術（CEA）と頸動脈ステント留置術（CAS）があります。CEAは頸動脈プラークの摘出を行い，CASは狭窄部分にステントを留置して狭窄部分を広げる手術を行います。どちらも血流が改善されることで，過灌流症候群という合併症が見られることがあります。

【症例】 C氏，男性，左頸部内頸動脈狭窄症，NASCET法62％狭窄（中等度）

頸動脈内膜剝離術（CEA）を行った後，術後１日目より，そわそわと落ち着きがなく，点滴を抜こうとしたり部屋の中を徘徊したりするようになる。同室者の隣で大声で話し続けたり，音や周囲の行動に敏感となるなどの症状が見られた。

1）落ち着かない原因は何か？

CEAの術後では，過灌流症候群という合併症が見られます。これは，脳血流が乏しい状態に慣れていた部分の血流が，急に良くなることで脳が変化に追いつかず，痙攣や意識障害，頭痛，不穏などの症状を起こすものです。過灌流症候群は，狭窄が高度であるほど発症すると言われています。

施設によっては，術前に高度狭窄を認めている場合は，過灌流症候群によるリスクを回避するために，術後数日間は鎮静をして血圧管理を行いながら，脳が血流に慣れてくるのを待つこともあります。

術前と術後の画像を比較すると，内頸動脈が狭窄していた部分の血管の太さが変わっていることが分かります。

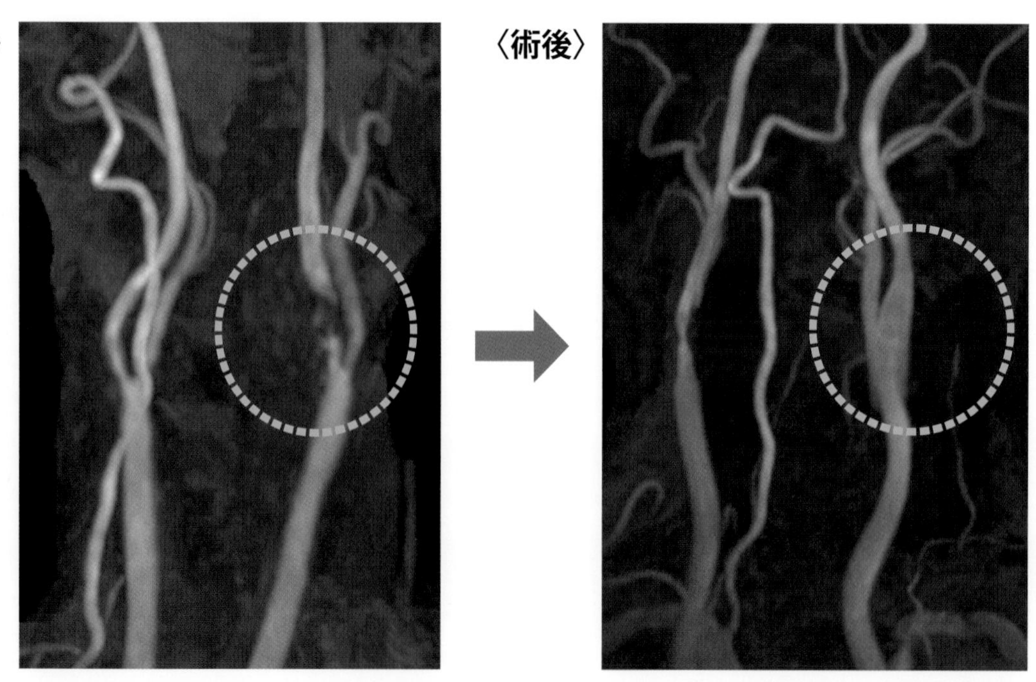

また，MRIによる脳灌流画像（Arterial Spin Labeling：ASL）では，左中大脳動脈領域の部分がやや過灌流となっていることが分かります。赤くなっている部分が過灌流となっているところです。

C氏は左内頸動脈の狭窄なので，その分枝は左の中大脳動脈となります。左の内頸動脈の血流が手術によって改善され，今まで乏しかった部分に血流が届いていることが画像で分かります。C氏は中等度の狭窄であり，過灌流による症状も一過性のものと予測され，経過観察していました。過灌流症候群を予防するために術後は血圧管理を行い，転倒・転落の予防や，誤抜去，術創部の保護などに注意します。

■C氏のMRI（脳灌流画像：ASL）

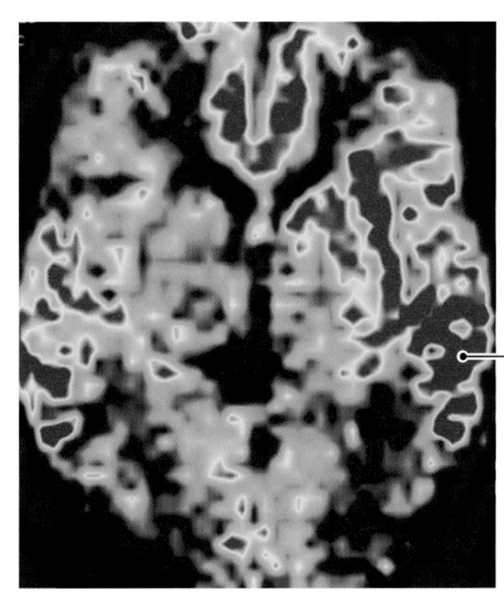

2）その他の症状

過灌流症候群のほかには，嗄声や嚥下障害が起こりやすいのが特徴です。これは，嚥下や発声にかかわる神経である，舌下神経，迷走神経が頸動脈周辺に走行していることが影響しています。これらの神経が手術の影響で障害されると，声がかすれる（嗄声）や，飲み込みにくくつかえる感じがする（嚥下障害）などの症状が出現します。全身麻酔後の気管挿管の影響も考慮して観察することが必要です。

3）まとめ

過灌流症候群では術前の検査により，ある程度の予測を立てることができます。興奮状態でいると，自分で苦痛を訴えることもできなくなることがあり，看護師の観察がより重要となります。もしかしたら，苦しくて落ち着かないのかもしれません。置かれている状態を理解して，安全や安静を確保すると共に対応，観察することが手術後の看護には必要です。また，いつもと違う状態になって本人や家族，周囲の人も不安となることがあるので，配慮してかかわることが必要です。

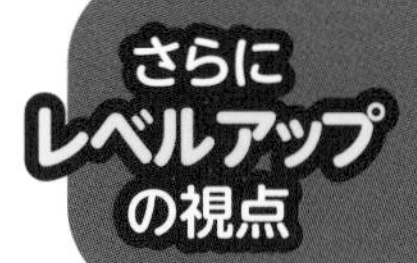

術前の狭窄度を把握することで，術後の過灌流症候群の程度を予測することができます。

4. クリッピング術後に失語症状が出現した？

未破裂脳動脈瘤は，破裂するとくも膜下出血を発症するため，年齢や動脈瘤の部位・大きさ・形，家族歴などを考慮し，予防的にクリッピング術やコイル塞栓術による治療が行われます。

くも膜下出血術後とは異なり，脳血管攣縮など合併症のリスクは低いことが多いですが，未破裂脳動脈瘤のクリッピング術後でも，稀に合併症が出現する場合もあります。

【症例】 D氏，男性

右利き。左未破裂中大脳動脈瘤を指摘され，クリッピング術を施行。

〈術前情報〉
JCS 0　GCS E4V5M6
麻痺：なし　ADL：自立
心機能：異常なし

〈手術中情報〉
モニタリング
MEP（運動誘発電位）：正常
ICG蛍光造影：正常
血行遮断時間：0分

〈術後（当日）〉
JCS 0
GCS E4V5M6
麻痺：なし

手術翌日に失語症状が出現

JCS 10，瞳孔不同なし，呼吸，循環は正常
GCS E3V2M6
麻痺：右上下肢にわずかだがバレーサイン陽性
失語：発語はあるが，生年月日などを確認すると，単語や数字を単独で表出するが保続あり
※保続とは，同じ単語や言葉などを繰り返してしまう失語症状の一つ

1）何が起こったのか？ 画像所見から症状の原因をひも解く

術前・術中ともにトラブルなく経過していましたが，術後MRI（DWI）で左脳の前側に白くなっている部分がありました。この部分が脳梗塞です。言語中枢の一つであるブローカ野が損傷され，失語症状が出現したと考えられます。

また，錐体路の一つである放線冠は損傷されていないことから，バレーサインは陽性ですが重篤化はせず，経過していくのではないかと考えます。

しかし，血流が不安定になることで症状が悪化する可能性があるため，血圧の安定を図り脳血流を維持します。

■術後MRIの所見

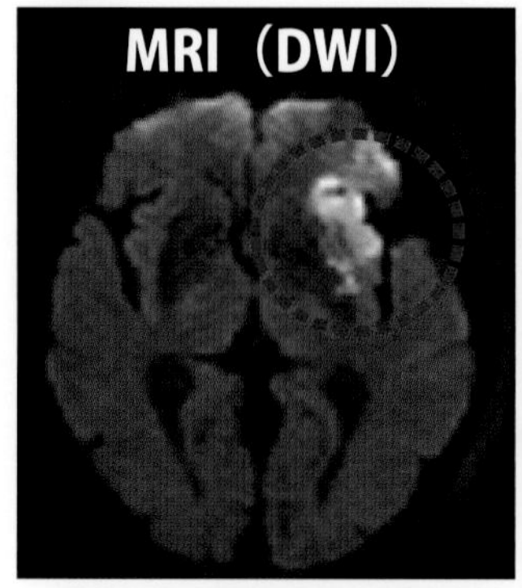

左中大脳動脈領域の脳梗塞
➡ブローカ野の損傷
運動性失語症状がある

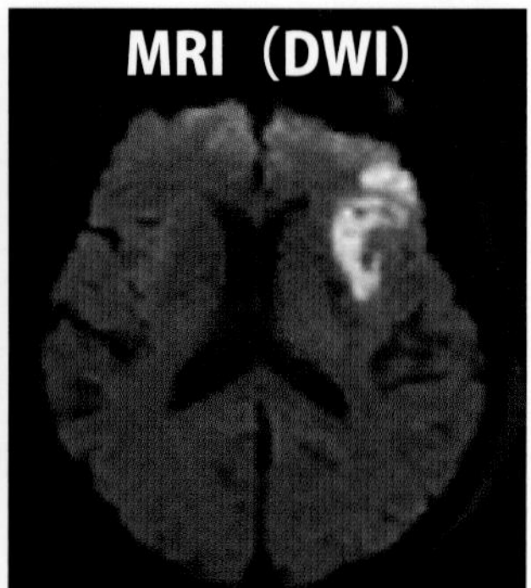

錐体路（放線冠）の損傷はない
➡麻痺は重篤化しない可能性

2）MRAの結果にも注目してみる

MRIでは脳梗塞所見がありました。では，脳梗塞の原因となった血管はどこでしょうか。MRAも確認してみましょう。MRAでは，術前に見られていた脳動脈瘤は，クリッピングにより消失しています。

中大脳動脈の本幹（M1）が写っていないように見えますが，クリップによるアーチファクトがあり，描出されていないと考えます。

しかし，その先にある分岐（M2）の血流は，左右差があることが分かります。脳梗塞の原因は，ズバリここです。中大脳動脈は内頸動脈から分岐し，左右の大脳半球を広範囲に栄養する主幹動脈であり，どの部分で血流が低下するのかによって症状や重症度，予後も異なります。

■術後MRAの所見

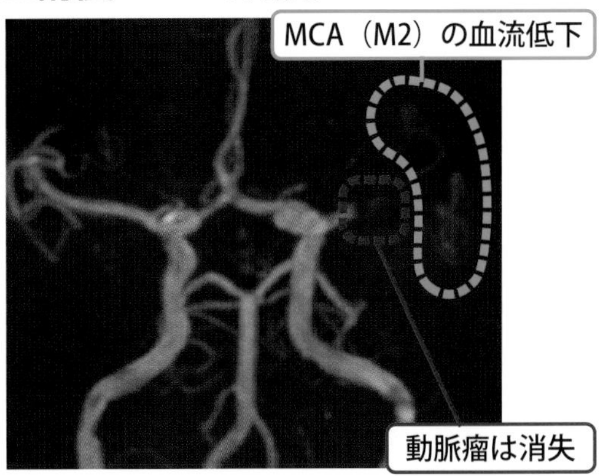

■言語中枢に関連の深い血管

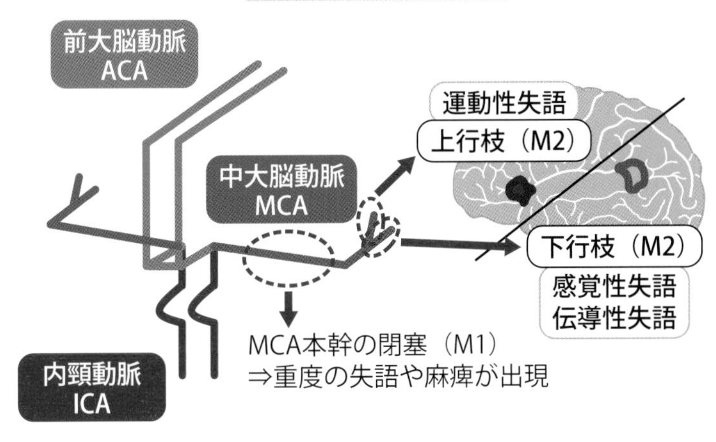

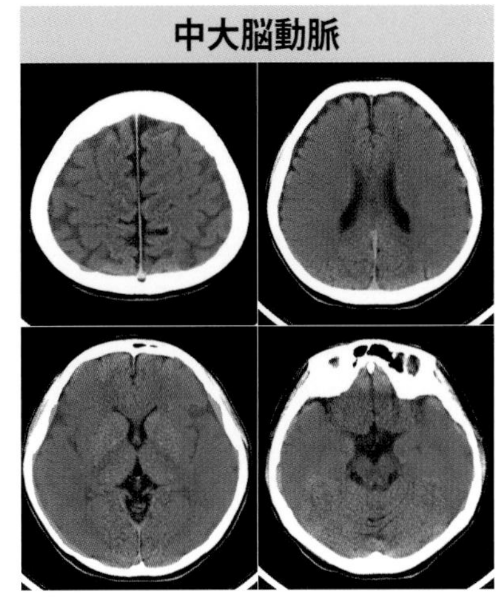

3）まとめ

本症例が術直後であれば，全身麻酔の覚醒遅延なども考慮しますが，翌日に意識障害，失語，軽度ではありますが麻痺が出現しています。結果的に中大脳動脈の本幹ではなく，さらに分岐した血管の血流低下により，失語を中心とした症状が出現していました。本幹が閉塞していれば脳梗塞もより広範囲となり，失語症状だけではなく麻痺や意識障害も重篤化していた可能性があります。どの患者でも急変のリスクや予兆は必ずあります。症状の予測や小さな変化を見逃さず，迅速な対応をすることが患者の予後に直結します。

さらにレベルアップの視点

脳動脈瘤の部位や支配領域にも目を向けることで，多彩な神経症状でもピックアップして観察することができます。また，術前の情報や手術経過（出血や血行遮断時間など）にも注目すると，より早期に異常の発見や対処ができるようになります。

5. てんかん重積

痙攣は，筋肉の発作的で不随意な運動です。痙攣時はその症状から，ケアする我々も驚いてしまいますが，脳卒中で特に皮質に出血を起こした患者，そのほか脳挫傷などがある患者は，痙攣症状を呈するリスクは高いです。突然の事態に備え常に訓練し，対応を考えておく必要があります。

1）重積状態とはどんな状態か？

てんかん診療ガイドライン2018の中で，てんかん重積状態とは「発作がある程度の長さ以上に続くか，または短い発作でも反復し，その間意識の回復がないもの（国際抗てんかん連盟：ILAE. 1981）」と定義されています。また，痙攣発作が５分以上持続すれば治療を開始すべきで，30分以上持続すると後遺障害の危険性がある（ILAE. 2015）としています。

2）重積状態になるとどのようなことが起こるか

てんかん発作とはどのような状態なのかについては，「STEP４－２　てんかん」を参照してください。脳全体に異常な量の電気放電が起こると，突然意識を失い全身を強直させます。この時，呼吸が停止することで低酸素状態に陥ります。脳の活動を維持するためには酸素とブドウ糖が必要であり，低酸素状態は脳組織の活動機能に障害を呈してしまいます。また，全身の強ばり，筋肉の痙攣なども酸素を消費するため，体内の酸素はさらに少なくなってしまいます。

3）てんかん重積状態での対応

一般的に痙攣発作が５分以上持続する場合を，早期てんかん重積状態とします。てんかん診療ガイドラインでは，重積状態のフローチャートとしてまず，バイタルサインの測定と静脈確保を挙げていますが，ここでは実際の臨床現場で考えるべき対応について，経験を加えて説明します。

下図は脳神経救急対応の基本です。臨床では意識の確認が最初に行われますが，重要なのは，脳に必要な酸素とブドウ糖が供給されている状態かどうかということです。つまり，脳へ送り込む酸素を外界から取り入れることができているか（A：airway），酸素が体内に取り込まれているか（B：breathing），そして，それら（酸素やブドウ糖）が脳へ移送されているか（C：circulation），が重要です。

脳を守るという点では，どのような時でもABCに立ち返る必要があります。しかし，てんかんによる痙攣発作が起こっている状態で，気道を確保するという行為は容易ではありません。このような場合は，筆者が考える対応としてS-ABCがあります。まずは患者（S）の安全確保が最優先です。具体的には「柵の設置」「柵に手足をぶつけてしまうことからの防御」，そして何よりも誰か（助け）を呼ぶことです。その後，基本的なABCに加え，OMI（オー・エム・アイ）に移っていくべきと考えます。

■脳神経救急対応の基本

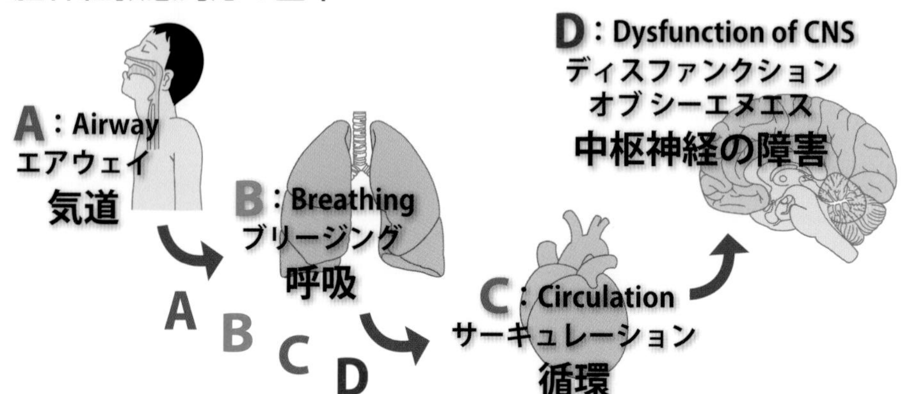

4）OMI

OMIとは，救急ケア開発研究所が行っている「急変対応１・２・３」の中で推奨されている「O：oxygen　M：monitor　I：intravenous」のことです。つまり，緊急時にはまず，酸素投与，モニター装着，末梢静脈路確保をしましょうということです。

5）てんかん重積状態時の薬

第１段階として，まずはジアゼパム10mgの静注が基本です。筋注は効果にばらつきがあるとされており，推奨されていません。ジアゼパムは生理食塩水やブドウ糖で混濁するため，希釈せずに用います。効果がなければ５～ 10分後に追加しますが，呼吸抑制に注意が必要です。それでも効果が認められない時は第２段階として，ホスフェニトインの静注を行います。22.5mg/kgが適正量となるので，体重50kgの人だと1,125mgの投与になります。３mg/kg/分または150mg/分のいずれか低い方を超えない速度で静注するので，50kgの人であれば1,125mgを静注するのに約８分ほどかかります。

6）てんかん発作時の観察

てんかん発作の際，特に強直性間代発作時には，医療者側も適切に対応ができるようになるまでかなりの経験を必要とします。「冷静に」と言葉で言うのは簡単ですが，やはり「観察」がとても重要です。臨床では，てんかん発作シートが使われています。このシートは，痙攣症状が落ち着き処置が完了してから，看護師が思い出して書き込むことが原則で，すべての項目を埋める必要はありません。このように観察項目がしっかり示されていることで，次の痙攣の際に観察しなければならないポイントが分かるようになってきます。医師と協力して作成することで，効果的な症状の観察や異常な量の放電が脳のどの部分から発しているのかの同定につながります。

■てんかん発作シート（中村記念病院版）

月日 発作開始時間	終了時間			
発作時の状態	覚醒時　食事時 運動時　その他	睡眠時		
意識反応	呼名反応あり 指示可　会話可 なし	意識状態変動あり		
開・閉眼	開眼	瞬目	開眼（抵抗なし）	閉眼（抵抗なし）
眼球偏位	左	右	正中	左右揺れ
瞳孔	対光反射あり・なし	瞳孔散大あり・なし		
頭・身体回旋	左	右	正中	左右揺れ
運動症状	左に強い 上肢　顔面 下肢	右に強い 上肢　顔面 下肢	両側 上肢　顔面 下肢　体幹	
	硬直	間代	硬直・間代	激しい動き
	自動症 口 手			
顔色	チアノーゼ	蒼白	正常	紅潮
SpO_2	%	酸素投与開始		
発作の反復	１回のみ	反復	持続	不規則に断続

6. 血腫除去，外減圧術後に意識障害が悪化した

外減圧術が勧められるのは，発症後48時間以内の症例とされています。外減圧術の最大の目的は，頭蓋内圧から脳を守ることにあります。頭蓋骨という限られた閉鎖空間の中では，何らかの原因により頭蓋内の圧が高まることで，脳幹を圧迫してしまう「脳ヘルニア」を引き起こしてしまいます。脳幹は生命の中枢のため，必ず守らなければなりません。

1）外減圧術とはどのような手術か？

外減圧術は頭蓋骨の一部を外し，頭蓋内の圧を外へ逃がすために行われる治療法です。骨を外すことで，脳の腫れが強くなっても，内側（脳幹部）ではなく，外側へ圧が逃げるようにします。外した骨は，専用の冷凍庫の中で保存されます。脳の腫脹がおさまり生命の危機を脱したのち，再び戻されます。これを頭蓋形成術と言います。

外減圧術を行った患者は，人工硬膜によって閉頭されます。この時，人工硬膜は「ピンッ！」と張った状態ではなく，ある程度脳の腫れを予測して，余裕を持って本来の硬膜に縫い付けられます。下記の外減圧術を行った画像では，人工硬膜が白く映し出されています。白く映し出されている人工硬膜が波打っているのが分かります。

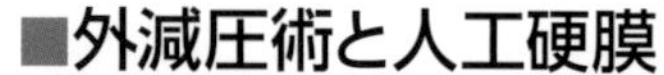

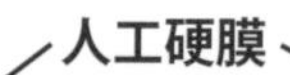

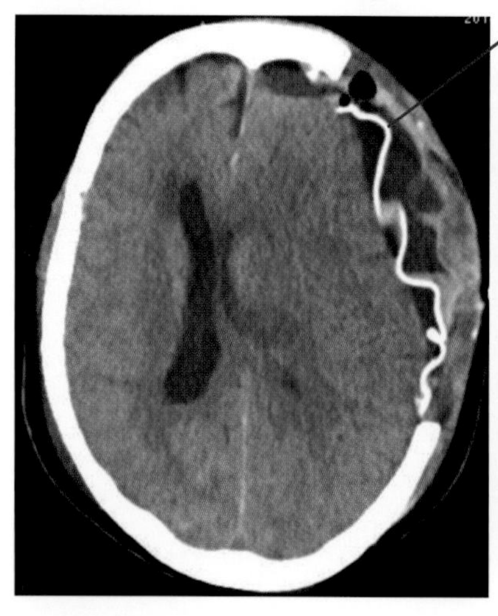

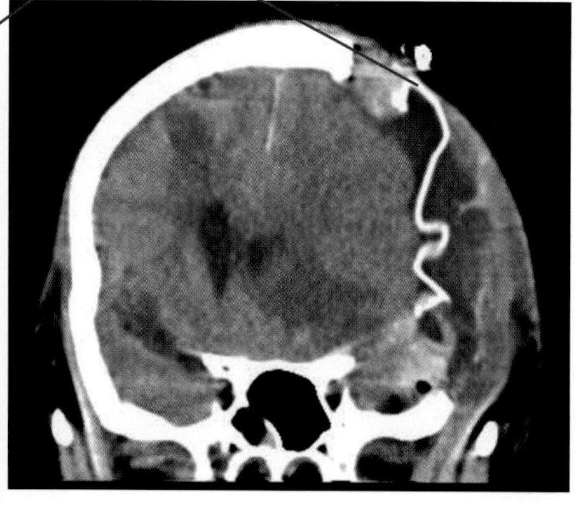

2）手術後の管理

手術後「意識が戻らない」「手足が動かない」といった経験をすることがあります。では，意識が戻らないことに焦点を当ててみます。術後意識の覚醒状態が悪いことを覚醒遅延と言いますが，術後の覚醒に影響を及ぼす要因は，「患者要因」と「麻酔要因」に大きく分けられます。

患者要因には，高齢であることや中枢神経系に何らかの疾患や代謝障害（手術による低体温も含む）があること，そのほか呼吸機能障害や麻酔薬（吸入麻酔）排泄の障害などがあることにより，術後の意識覚醒遅延のリスクが高くなります。

麻酔要因では，術中の麻酔薬や麻薬の量，使用されたタイミングなどで術後の覚醒に影響を及ぼします。麻酔薬に限らず，内服薬は作用機序が同じだとしても，個人によって効果が全く違ってきます。意識の覚醒を遅延させる要因が何かを確認する際は，実際に手術に立ち会った手術室看護師と情報交換を密にする必要があります。

3）手術したのにさらに意識が悪化？

脳神経の手術は常に麻痺や意識障害，そのほか痙攣などの術後合併症のリスクと隣り合わせです。いくら救命のために手術をしたとしても，予測を大幅に超えて脳浮腫が増強する場合もあります。血腫除去術は，脳の奥の方の血腫を除去することがあります。そこへたどり着くために，脳をかき分ける必要もあり，ちょっとした操作によって問題のない脳を傷つけてしまい，術前にはなかった症状が現れることもあります。目的は血腫の除去と，血腫からの脳実質への圧迫の解除だとしても，その目的の達成によって別の問題が発生する場合もあります。血腫を作った原因である脳の血管の止血を確認し，手術を終了したとしても，目には見えない（見えなかった）別の血管から出血が起こる場合があります。血腫は脳実質を圧迫するため問題ですが，その血腫の圧迫によって止血されていた血管もあるわけです。

■血腫除去術後に起こる可能性がある新たな出血

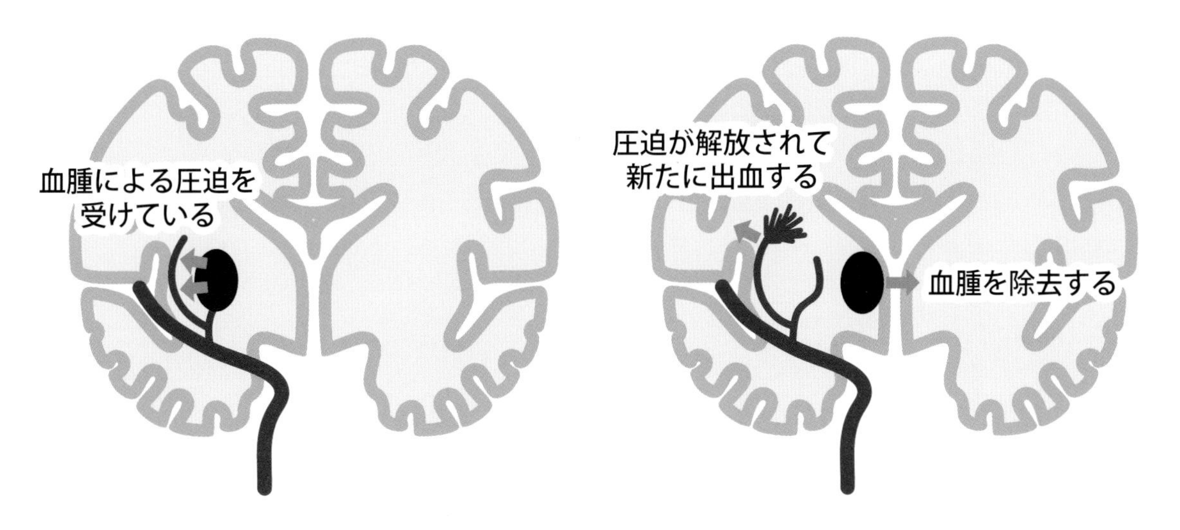

4）手術直後の看護

例えば，小児のもやもや血管に関する手術の場合，術後の覚醒をあえて遅らせる場合があります。バイパスした血管を，啼泣による過換気状態によって引き起こされる血管収縮から守るためです。しかし，ほとんどの場合は合併症予防のため，麻酔から早期に覚醒させる必要があります。左側の開頭血腫除去術を行い，万が一出血がさらに増えるようなことがあれば，麻痺が起こるのは右側となります。麻酔からの覚醒が悪かったら，頭蓋内で出血または新たな脳梗塞，そのほか頭蓋内圧が高まっていることも考えられます。このような場合は，CTでの検査を行うことがあります。手術によって予測される症状と処置を考えながら観察する必要があります。医師への報告や異常所見のちょっとした遅れが致命傷となることがあります。自分だけの判断ではなく近くにいる同僚，先輩の意見をしっかり聞いて判断する必要があります。

引用・参考文献

1）飯田祥他：離床への不安を自信に変える脳卒中急性期における看護ケアとリハビリテーション完全ガイド，慧文社，2015.

2）石合純夫：高次脳機能障害学 第２版，医歯薬出版，2012.

3）曷川元編著，日本離床学会編集協力：寝たきりゼロへ進化中 実践！離床完全マニュアル２，慧文社，2018.

4）道又元裕他編：クリティカルケア実践の根拠，照林社，2012.

5）田中耕太郎，高嶋修太郎編：必携 脳卒中ハンドブック，診断と治療社，2008.

6）波多野武人編著：まるごと図解 ケアにつながる脳の見かた，照林社，2016.

7）曷川元監修，日本離床研究会編集協力：誰も教えてくれないコツがここにある！フィジカルアセスメント完全攻略Book，慧文社，2014.

8）原寛美，吉尾雅春編：脳卒中理学療法の理論と技術，メジカルビュー社，2013.

9）日本脳卒中学会 脳卒中ガイドライン委員会編：脳卒中治療ガイドライン2015，協和企画，2015.

10）池田亮編著：脳卒中急性期 観察とドクターコール，日総研出版，2015.

11）田村綾子責任編集：脳神経ナース必携 新版 脳卒中看護実践マニュアル，メディカ出版，2015.

12）酒向正春監修，大村優慈著：コツさえわかればあなたも読める リハに役立つ脳画像，メジカルビュー社，2016.

13）椿原彰夫，石井雅之監修，種村純，種村留美編：リハビリナース，PT，OT，STのための患者さんの行動から理解する高次脳機能障害，メディカ出版，2010.

14）小山珠美，所和彦監修：脳血管障害による高次脳機能障害ナーシングガイド，日総研出版，2008.

15）山浦晶，田中隆一監修，児玉南海雄他編：標準脳神経外科学 第11版，医学書院，2008.

16）高橋ひとみ特集編集：苦手から一歩ぬけ出す！ ICUでの脳神経看護，急性・重症患者ケア，Vol.３，No.２，2014.

17）馬場元毅：絵でみる脳と神経 しくみと障害のメカニズム 第３版，医学書院，2009.

18）排泄を考える会：「排泄学」ことはじめ，医学書院，2003.

19）村川裕二監修：新・病態生理できった内科学 7 神経疾患 第３版，医学教育出版，2011.

20）医療情報科学研究所：病気がみえる vol.7 脳・神経，メディックメディア，2011.

21）酒井保治郎監修・著，小宮桂治編著，髙村浩司著：演習で学ぶ脳画像 読影からリハ介入まで，医歯薬出版，2017.

22）道又元裕編：クリティカルケア看護技術の実践と根拠，中山書店，2011.

23）西村卓士：看護師のための脳の解剖生理超入門，日総研出版，2016.

24）河野勝彦，篠原つぐみ：ここ大事！ひと目でわかる脳神経外科＆ケア，日総研出版，2018.

25）道又元裕総監修，露木菜緒監修・解説：ICU３年目ナースのノート 改訂増強版，日総研出版，2017.

索引

※名称が太字の箇所は，目次の項目になっている用語です。ページ数が太字の箇所は，その用語について解説しているページを指します。

名称

欧文

あ行

か行

さ行

た行

な行

は行

ま行

や行

ら行

わ行

薬剤

※本文では，現場でよく使う（耳にする）言葉を記載しています。
　一般名と主な商品名を併記します。

本文の記載	一般名	主な商品名	ページ
アスピリン	アスピリン	バイアスピリン，アスピリン	13，15
アピキサバン	アピキサバン	エリキュース	15
アルガトロバン	アルガトロバン水和物	ノバスタンHI，スロンノンHI	13
エダラボン	エダラボン	ラジカット，エダラボン	13
エドキサバン	エドキサバントシル酸塩水和物	リクシアナ	15
塩酸ファスジル	ファスジル塩酸塩水和物	エリル	34，35
オザグレル	オザグレルナトリウム	カタクロット，キサンボン	13，15，35
ガバペンチン	ガバペンチン	ガバペン	93
カルバマゼピン	カルバマゼピン	テグレトール，カルバマゼピン	93，95
グリセリン	濃グリセリン	グリセオール	13，27
クロバザム	クロバザム	マイスタン	93
クロピドグレル	クロピドグレル硫酸塩	プラビックス	15
フロリネフ	フルドロコルチゾン酢酸エステル	フロリネフ	36
ジアゼパム	ジアゼパム	ホリゾン，セルシン	32，119
ジルチアゼム	ジルチアゼム塩酸塩	ヘルベッサー	32
シロスタゾール	シロスタゾール	プレタール	15
ソセゴン	ペンタゾシン	ソセゴン	32
ゾニサミド	ゾニサミド	エクセグラン	93
ダビガトラン	ダビガトランエテキシラートメタンスルホン酸塩	プラザキサ	15
チクロピジン	チクロピジン塩酸塩	パナルジン，チクロピジン塩酸塩	15
ドルミカム	ミダゾラム	ドルミカム，ミダゾラム	32
ニカルジピン	ニカルジピン塩酸塩	ペルジピン	32
ニトログリセリン	ニトログリセリン	ニトロダーム，ミオコール，ニトログリセリン	32
ニトロプルシド	ニトロプルシドナトリウム水和物	ニトプロ	32
パパベリン	パパベリン塩酸塩	パパベリン塩酸塩	34
バルプロ酸	バルプロ酸ナトリウム	デパケン	93
ビムパット	ラコサミド	ビムパット	93
フェニトイン	フェニトイン	ヒダントール	93
フェノバルビタール	フェノバルビタール	フェノバール，ノーベルバール	93
フェンタニル	フェンタニルクエン酸塩	フェンタニル	32
プリミドン	プリミドン	プリミドン	93
プロポフォール	プロポフォール	ディプリバン，プロポフォール	32
ヘパリン	ヘパリンナトリウム	ヘパリンナトリウム	13，15
ペランパネル	ペランパネル水和物	フィコンパ	93
ホスフェニトイン	ホスフェニトインナトリウム水和物	ホストイン	119
マンニトール	D-マンニトール	マンニットール	27
ラモトリギン	ラモトリギン	ラミクタール	93
リバーロキサバン	リバーロキサバン	イグザレルト	15
ワルファリン	ワルファリンカリウム	ワーファリン	15

執筆者一覧

〈編著〉

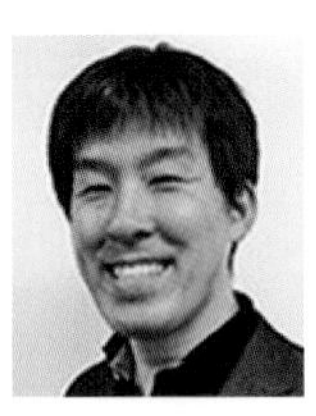

久松正樹

社会医療法人 医仁会 **中村記念南病院**
回復期リハビリテーション病棟 看護師長
脳卒中リハビリテーション看護認定看護師

執筆 STEP2-2, 2-6, 2-7, 2-12, 2-13, 2-16, 2-17, 4-2, 4-3, 5-1, 5-2, 5-3, 5-4, 5-5, 6-5, 6-6

〈執筆〉

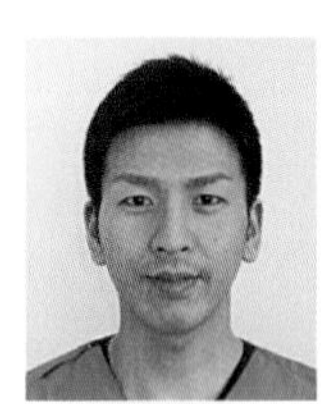

山田拓也

社会福祉法人函館厚生院 **函館五稜郭病院** 集中治療センター
脳卒中リハビリテーション看護認定看護師

執筆 STEP1-2, 2-3, 2-8, 2-9, 2-14, 3-1, 3-2, 3-3, 4-1, 4-5, 6-4

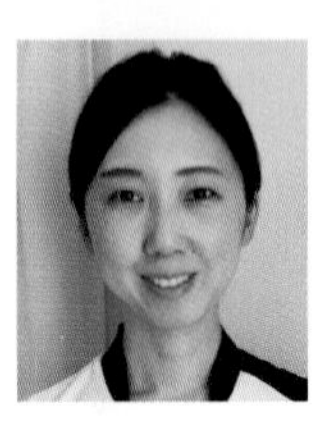

川合　茜

社会医療法人 医仁会 **中村記念病院**
脳卒中リハビリテーション看護認定看護師

執筆 STEP1-1, 1-3, 2-1, 2-4, 2-5, 2-10, 2-11, 2-15, 4-4, 6-1, 6-2, 6-3

脳卒中看護実践知ノート

2020年5月21日 発行　　第1版第1刷

編著：久松正樹（ひさまつまさき）©

企　画：日総研グループ
代 表　岸田良平
発行所：日 総 研 出 版

本部　〒451−0051 名古屋市西区則武新町３−７−15(日総研ビル)
☎ (052) 569−5628　　FAX (052) 561−1218

日総研お客様センター　名古屋市中村区則武本通１−38
日総研グループ縁ビル　〒453-0017

電話 0120-057671　FAX 0120-052690

[札　幌]☎(011)272−1821　[仙　台]☎(022)261−7660　[東　京]☎(03)5281−3721
[名古屋]☎(052)569−5628　[大　阪]☎(06)6262−3215　[広　島]☎(082)227−5668
[福　岡]☎(092)414−9311　[編　集]☎(052)569−5665　[商品センター]☎(052)443−7368

・乱丁・落丁はお取り替えいたします。
・本書の無断複写複製（コピー）やデータベース化は著作権・出版権の侵害となります。

・この本に関するご意見は，ホームページまたはEメールでお寄せください。E-mail cs@nissoken.com
・この本に関する訂正等はホームページをご覧ください。www.nissoken.com/sgh